消化器内視鏡下手術シリーズ〜標準的手技を学ぶ 7
監修 ■ 木村　泰三

胸腔鏡下食道癌根治術

■著者■

大杉　治司（大阪市立大学大学院 消化器外科）

へるす出版

監修の言葉

「消化器内視鏡下手術シリーズ－標準的手技を学ぶ」の第7巻『胸腔鏡下食道癌根治術』がようやく発刊の運びとなった．この領域の第一人者である大杉治司先生の力作である．

内視鏡下手術はその低侵襲性を利点として広まったが，光学機器の発達や手術器具の開発，また手術法の工夫により，顕微鏡下手術のように精緻な手術を施行できるという利点が注目されるようになってきた．すなわち，当初，内視鏡下癌手術は，低侵襲ではあっても癌の予後を悪くするのではないかと危惧されていたが，精緻な手術を可能にしたことで，短期予後のみならず長期予後も改善するのではないかと期待されるようになった．わが国の食道癌手術は，開胸の手術において諸先輩の努力により世界一の手術成績を誇ってきたが，その手技を土台に胸腔鏡下手術の精緻性を加えることで，さらに大きく世界をリードしていくことが期待される．

さて本書は，ふんだんにイラストと術中写真を加えて書かれており，きわめてわかりやすいものとなっている．しかし，食道癌手術の難度は，内視鏡下手術の中でももっとも高いもののひとつである．これから胸腔鏡下食道癌手術を始めようとする者は，内視鏡下手術の基本手技を胆嚢摘出術などで十分学んだあと，胸腔鏡下食道癌手術の豊富な経験のある外科医（日本内視鏡外科学会技術認定医）のもとで修練を積むべきであると思う．本書を読めばわかるように，食道癌手術を胸腔鏡下に安全かつ根治的に行う手技はほぼ確立されている．胸腔鏡下手術で低侵襲性をめざしたために合併症を起こしたとか，癌が再発したという言い訳は，今や決して許されものではない．

最後に，私も本書を読んで，将来，食道癌手術は胸腔鏡下手術が標準手術になることを確信したことを付け加えたい．

2011年5月吉日

富士宮市立病院名誉院長
日本内視鏡外科学会技術認定制度委員会顧問
木村　泰三

序　文

　わが国における食道癌外科治療の概念は欧米と大きく違う．欧米では局所疾患の域を越えると全身疾患ととらえ，食道切除に加え放射線照射，化学療法が重要な役割を果たす．わが国では局所疾患の域を越えても依然領域にとどまる症例が多いと考えられ，根治には領域制御，すなわち正確なリンパ節郭清が重要とされている．故中山恒明先生の業績以来，わが国は食道癌外科治療においては世界のトップを走ってきた．1980年代に始まった3領域郭清が標準術式として定着し，手術成績は諸外国の追随を許さない．この結果，リンパ節転移が1～3個にとどまる例では5年生存率が約50％と，半数の例が精度の高い領域制御により救えることが明らかとなった．このようにわが国では開胸による食道癌根治術がほぼ完成された感があったが，過大な手術侵襲を軽減する目的で1990年代に胸腔鏡下手術が取り入れられるようになった．しかし，胸腔鏡下で行ってもリンパ節郭清の精度が低下するようでは意味がない．われわれは1995年より開始し，約400例に完遂した．当初は手術創縮小による低侵襲化に期待が集まったが，症例経験を積むに従い，拡大視野下に微細解剖が明らかとなってきた．これにより正しい解剖層に沿った論理的な剥離が容易となり，郭清組織量は増加したが，逆に出血は減少し，侵襲も低減される効果が得られるようになった．また，微細解剖を確認しつつ手術を進めることは，出血減少のみならず，偶発症防止にもっとも有効な手段でもある．また，食道癌根治術という難易度の高い手術を胸腔鏡下で行うには，適応を遵守し安全性を担保することが重要であることを書き添えたい．

　本書では，手術手順に従って各微細解剖を供覧することにより食道癌根治術における剥離の要点を解説した．筆者自身，現時点でも手術ごとに手技，解剖理解が進むなかで解説書を著作するには未熟の感が否めないが，胸腔鏡下食道癌根治術の普及，標準化に少しでもお役に立つことを切望している．

2011年5月

大阪市立大学大学院　消化器外科

大杉　治司

● 目 次 ●

I．術前準備　　1

  1．腫瘍側からみた適応 …………………………………………………………… 2
  2．患者側からみた適応 …………………………………………………………… 2
  3．インフォームドコンセント …………………………………………………… 3
  4．術前処置 ………………………………………………………………………… 4
  5．必要な器具 ……………………………………………………………………… 4
  6．術後ケア ………………………………………………………………………… 6

II．手技の実際　　11

  1．患者体位とアプローチ法 ……………………………………………………… 12
  2．ポート，鉗子類選択の概念 …………………………………………………… 14
  3．胸腔鏡下食道癌根治術のための基本操作 …………………………………… 17
  4．手術手順 ………………………………………………………………………… 18
  5．手技の実際 ……………………………………………………………………… 22
    1）右反回神経周囲の郭清　22
      縦隔胸膜の切開　22／右反回神経の同定　24／右鎖骨下動脈の露出　26／気管右側軟骨部の露出　28／右反回神経食道枝の切離　30／右反回神経周囲リンパ節郭清時の注意点　32
    2）奇静脈弓切離・食道背側からの剝離　34
      胸膜切離と奇静脈の露出　34／奇静脈弓切離と胸管処理　40／下行大動脈の露出と胸部中下部食道背側の剝離　44／右気管支動脈の処理と大動脈弓部右側の露出　48／胸部上部食道背側からの剝離　52／奇静脈弓切離・食道背側からの剝離における注意点　54
    3）食道腹側の剝離　55
      気管分岐部尾側における食道腹側の剝離　55／気管分岐部頭側における食道腹側の剝離　58／食道腹側の剝離における注意点　58
    4）横隔食道間膜の切離　60
      横隔食道間膜の切離　60／下大静脈左側の剝離　60

5）左反回神経周囲の郭清　62

　気管・左主気管支軟骨部左側の剥離　62／左反回神経の同定　64／左反回神経の遊離と左鎖骨下動脈の露出　66／胸管の切離　68／左反回神経周囲の郭清における注意点　70

6）食道切離　72

　食道切離　72／食道切離における注意点　72

7）食道反転による食道左側の郭清　72

　左迷走神経の切離　72／食道左側リンパ節の郭清と縦隔胸膜の露出　72／食道左側の郭清における注意点　74

8）気管分岐部・肺門リンパ節の郭清　74

　右主気管支内側と心嚢の露出　74／気管分岐部直下の処理　76／左主気管支内側の露出　76／気管分岐部・肺門リンパ節の郭清における注意点　78

9）大動脈弓下の郭清　78

　左主気管支軟骨部からの剥離　78／肺動脈幹背側の露出　78／大動脈弓下からの剥離と左反回神経の露出　80／大動脈弓下の郭清における注意点　80

Ⅲ. 偶発症と術後合併症の対策　83

1. 偶発症対策　　　　　　　　　　　　　　　　　　　　　　84
2. 術後合併症対策　　　　　　　　　　　　　　　　　　　85

I.

術前準備

I．術前準備

1．腫瘍側からみた適応（表1）

　胸腔鏡下食道癌根治術の適応は概ね通常開胸手術と同じである．壁深達度はT1bからT3までで，T4が疑われる症例への適応は厳に慎むべきである．また，T3と診断されても，腫瘍がbulkyで，気管や大動脈に接する例では，操作スペースが得難く，気管膜様部損傷や食道固有動脈の引き抜き損傷を起こす危険があり，適応は慎重を期すべきである．リンパ節転移に関しては，領域リンパ節に転移が限局するものが適応である．一方，胸腔鏡下で行うことによりリンパ節郭清が不十分となるようでは施行の意義がない．また，転移リンパ節がbulkyとなった場合は主病巣と同等に適応を決定すべきである．以上の適応は概ね意見の一致をみている．現在，術前治療例，とくに照射例の適応に関しては，適応外とする意見と，術前治療例こそ少しでも侵襲の低い胸腔鏡下で行うべきとする意見がある．われわれは術前治療，とくに照射例では縦隔の線維化のため，胸腔鏡下手術の最大の利点である微細解剖の確認が困難となることから適応外としている．

2．患者側からみた適応（表1）

　これも通常開胸手術と同じであるが，胸腔鏡下手術では右肺の完全虚脱を要するため，低肺機能や肺気腫例では適応外となる．したがって，分離換気右肺虚脱による麻酔維持が可能な症例が適応となる．また，カメラが挿入できない広範囲の胸膜癒着も適応外となる．しかし，カメラが胸腔内に挿入でき，eye-hand coordinationが得られれば胸膜癒着の剝離は鏡視下にて安全に行える．併存疾患のある患者では手術創を小さくできる胸腔鏡下手術は利点があるが，肝硬変例では出血素因に加えて静脈瘤からの出血が予測されるため適応は慎重を要する．胸腔鏡下手術は平圧下で行えるため，腹腔鏡下手術などと違い，体腔内を陽圧にすることにより発生する問題を考慮する必要はない．

表1．胸腔鏡下食道癌根治術の適応

腫瘍因子
N因子は問わない
T1bからT3（気道や大動脈に接するbulkyな腫瘍は適応外）
患者因子
右肺虚脱片肺換気による麻酔維持が可能
重篤な重要臓器障害がない
カメラ挿入が困難な胸膜癒着がない
胸腔鏡下手術を希望
放射線照射例（縦隔の線維化のためわれわれは適応外としている）

3. インフォームドコンセント

　食道癌に対する胸腔鏡下手術はわが国では1995年より開始され，年々施行症例数は増加している。日本内視鏡外科学会のアンケート調査では2007年の施行は733件となり，急速に普及しつつある（図1）。また，同学会では2005年より一般消化器外科領域の内視鏡外科手術の技術認定を開始しており，胸腔鏡下食道癌根治術も認定対象となっている。このように標準術式化への社会的基盤は整いつつあるが，日本食道学会編集の『食道癌診断・治療ガイドライン』では胸腔鏡下食道癌根治術は"未だ臨床研究の段階"とされている。近日中に発表される日本内視鏡外科学会編集のガイドラインが注目される。

　厚生労働省がん研究助成による『がんにおける体腔鏡手術の適応拡大に関する研究』におけるアンケート集計では，術中偶発症は294例中41例（13.9%）で，その内訳は神経損傷；81%，気道損傷；10%，出血；5%であった。また，術後合併症は294例中85例（28.9%）で呼吸器合併症，縫合不全がもっとも多く，通常開胸手術とほぼ同じである。しかし，近年では胸腔鏡下手術の優位性を示唆している報告が多い。施設による差が大きいと思われるので，施行各施設における独自の成績を集計しておく必要がある。

　一方，日本胸部外科学会のアンケート集計によると食道癌根治術の全国平均在院死亡率は4.3%で，年間症例数と有意の負の相関が認められた。この結果は胃癌手術，大腸癌手術と異なり食道癌手術の難易度の高さを示すものと思われる。胸腔鏡下食道癌根治術の全

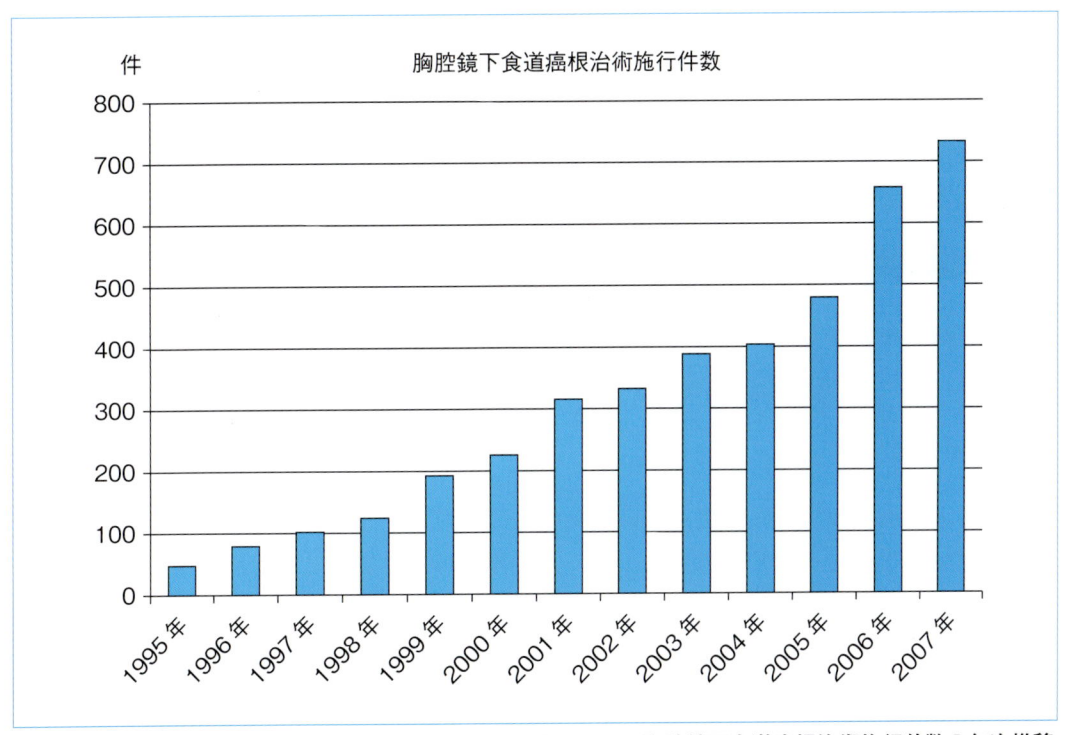

図1. 日本内視鏡外科学会アンケート調査によるわが国における胸腔鏡下食道癌根治術施行件数の年次推移

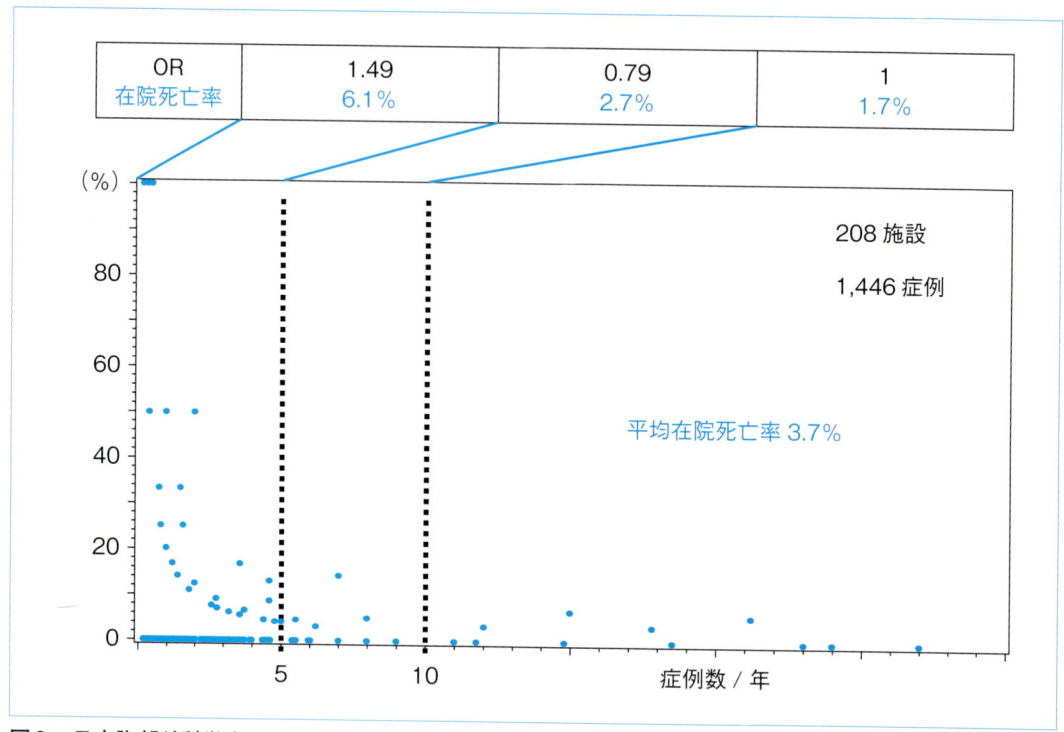

図2. 日本胸部外科学会アンケート集計による胸腔鏡下食道癌根治術年間症例数と在院死亡率の関係

国平均在院死亡率は3.7％で，同様に年間症例数と有意の負の相関が認められた（**図2**）。また，施行症例の56％が年間経験2例以下の施設で施行されていた。これらの状況をふまえ，インフォームドコンセントを得るには各施設における現況を十分に説明する必要がある。施行する外科医は，胸腔鏡下手術は単なる手段であって目的でないことを認識し，難治性の悪性疾患に対する手術であるため根治性を損なわないことを担保する必要がある。

4．術前処置

通常開胸手術とまったく同じである。

5．必要な器具

胸腔鏡下食道癌根治術には種々の鏡視下手術器具を要するが，概ね腹腔鏡下胃切除術あるいは結腸切除術より必要な器具は少ない。手術を円滑に進めるために，十分な準備が必要である。

術野移動操作の簡便性から軟性鏡を用いている施設もあるが，硬性鏡を用いている施設が多い。視軸と操作軸が重なると，鉗子による干渉のため軟性鏡では視野確保が困難となる。後述するように鏡視下手術では術野の拡大視が大きな利点であるが，このためカメラ

を近接させると鉗子との干渉を避けがたい。そこでわれわれは硬性鏡を用いている。反回神経周囲などの郭清にはカメラによる覗き込みが必要であり，硬性鏡は斜視を用いる必要がある。45°，30°があるが，われわれは30°を用いている。

　後述するがモニタの使用には頭側正立法と対面反転法がある。われわれはeye-hand co-ordinationの得やすい後者で行っているが，これにはモニタ画像の反転を要するためモニタ2台と画像反転装置が必要となる。画像反転装置がない場合はモニタ自体をひっくり返すと同じ効果が得られるが，固定など安全性に配慮が必要である。

　アクセス法には施設によって差があり，ポートのみ，小開胸併用，用手補助などがある。われわれは5cmの小開胸を併用しており，このため小児用開胸器を用いている。また，硬性のソラコポート™（**図3**）と鉗子の操作性向上のためにラッププロテクター・ミニミニ™（**図4**）も使用している。

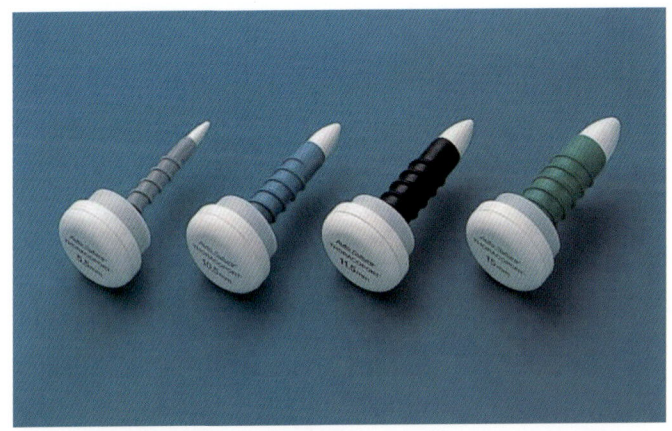

図3．われわれの用いている硬性のソラコポート™（主に径11mmを用いている）

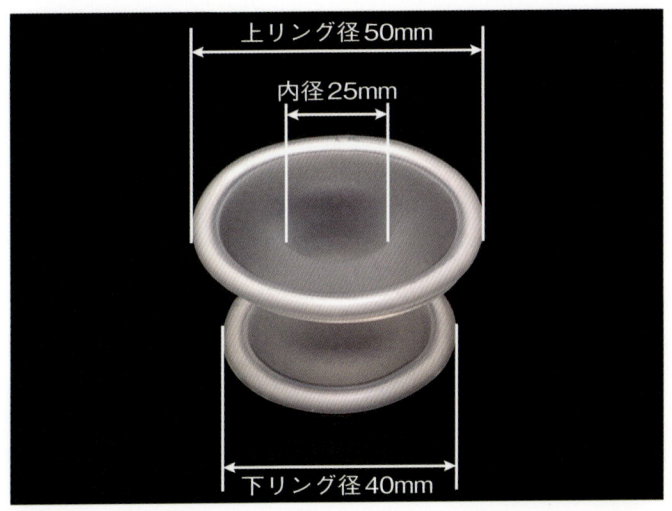

図4．ラッププロテクター・ミニミニ™

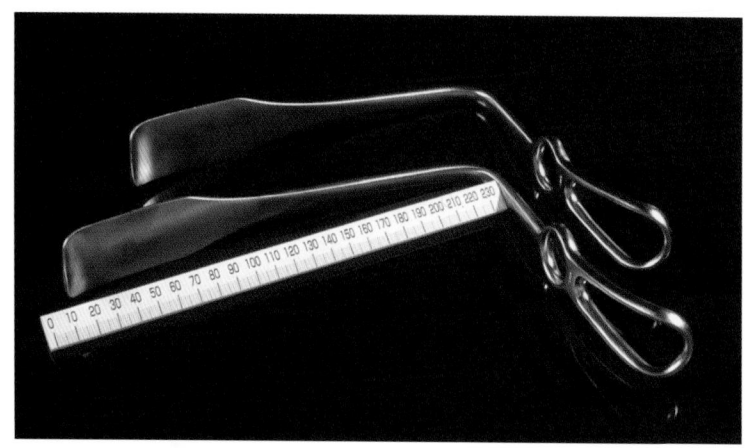

図5. 胸腔鏡手術用気管鈎
有効長20cm，先端は鈍で3cm

　鉗子類も施設によって種々のものが用いられているが，その用途によって大きく，①圧排による術野展開，②剥離・切離・凝固，③把持牽引の3種類に分けられる。この概念を理解し鉗子類を準備する。非常時などを想定して多くの種類の鉗子類を準備するのもよいが，器械出し操作に混乱を招くことがある。そこで各用途別に頻用する鉗子類と使用頻度の低いものに分けてセットアップすると効率よく使用できる。われわれはこれまでの300例の経験から，使用鉗子類を限定し，作業の効率化を図り，手術時間の短縮につながっている。術野展開には種々のリトラクターがあるが，気管・気管支を腹側にしっかりと牽引する目的でわれわれは独自にデザインした胸腔鏡手術用気管鈎（ゾンネ医科）（図5）を用いており，これを挿入するため上記の小開胸を置いている。また，第1助手は常に吸引嘴管を挿入し，術野展開を行うと，カメラの結露を防止できる。剥離・切離・凝固にはベッセルシーリングシステムや超音波凝固切開装置など止血効果の高い機器が汎用されている。しかし，われわれは後述する目的で剥離・切離・通電凝固が連続して行える3種類の鋏を作成し，用いている（ゾンネ医科）（図6）。また，繊細な把持牽引が可能なデュベーキー型の鑷子（スカンラン社製）（図7）を使用している。術者の使用する鉗子類はいずれも疲労感が少なく，繊細な操作が可能なパーム型としている。

6．術後ケア

　術後のケアも原則的に通常開胸手術と同じである。胸腔鏡下に手術を完了しても，通常開胸手術と同等のリンパ節郭清を行えば，侵襲の大部分を占める縦隔損傷は同じである。したがって，われわれは胸腔鏡下手術，通常開胸手術ともに同じクリニカルパスを用いている（表2）。

Ⅰ．術前準備　7

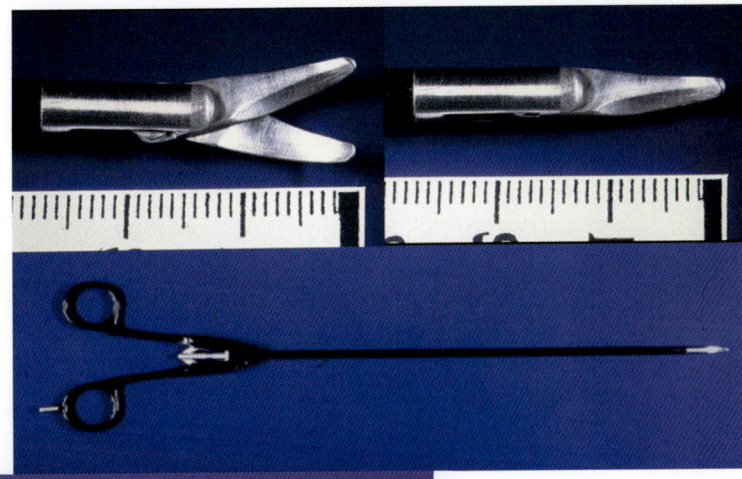

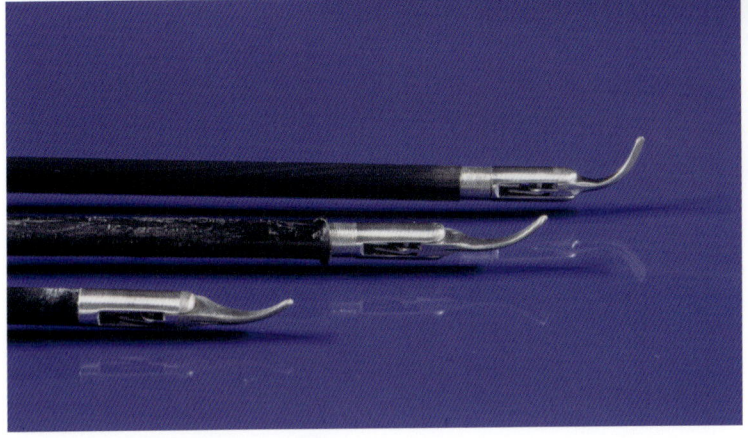

図6. われわれが使用している鋏
モノポーラの電気メスとして使用可能で剥離・切離・凝固を連続して行える

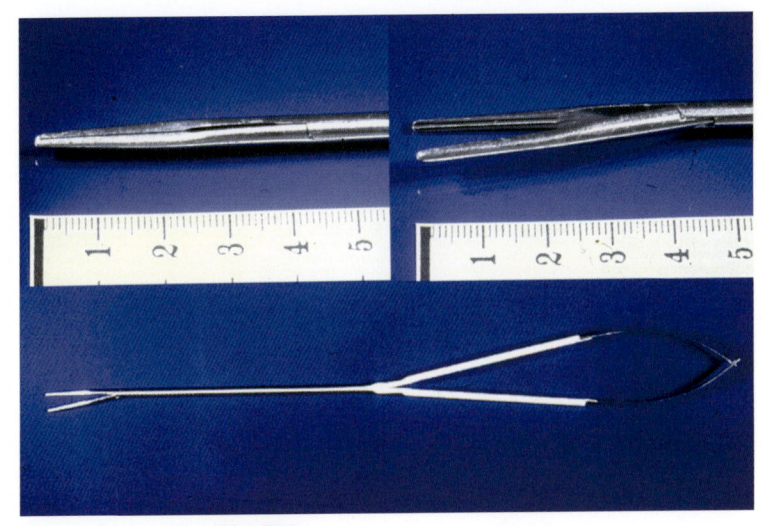

図7. デュベーキー型の鑷子

表2. われわれの使用している胸腔鏡下食道癌根治術後のクリニカルパス

	日付	月 日 外来	月 日 入院当日	月 日 術前	月 日 手術前日	月 日 手術当日（術前）	月 日 手術当日（術後）
アウトカム	患者状態		手術に対する不安がない 著しい栄養不良状態がない	口腔内環境が整っている			呼吸・循環動態が安定している
	生活動作						十分な鎮静が行われ，危険行動がない
	知識・教育		病状，入院の目的を理解している				
	合併症						術後出血がない
タスク	アセスメント	病状・入院に対する不安の緩和	体重計測，禁煙の厳守	BT ＜ 37.0℃			バイタルサインの安定，ドレーン排液性状，胸腔ドレーンのエアリーク，皮下気腫
	検査	血液生化学検査 血液型，感染症 胸腹部X線 上部消化管内視鏡， 上部消化管透視検査 頸・胸・腹部CT FDG-PET		血液生化学検査 ECG，呼吸機能検査 胸腹部X線 上部消化管内視鏡， 超音波内視鏡 1カ月以上経つものはCT検査を再検 歯科受診時歯垢培養			ICU入室30分後， 血液生化学・動脈血ガス
	観察 バイタルサイン		入院時	10時	10時	6時	毎時
	CVP測定						3検/日
	モニタ						ECG，SaO₂，ABP
	血糖値						4検/日，スライディングスケール
	尿量						100ml/4hrs以下でDr.call
	処置 酸素吸入						SIMV（従圧式）： TV(L)=8×BW(kg)， RR=14/min，PEEP=5cmH₂O
	ドレーン						胸腔ドレーン： －15cmH₂O持続吸引 左横隔膜下ドレーン： J-VAC吸引 NG tube：サイホン
	気管支鏡吸痰						
	USN						
	その他			トリフロー	TPNカテーテル挿入 除毛	弾性ストッキング装着 6時グリセリン浣腸	→
	薬剤 内服薬	抗凝固薬休薬の確認	持参薬の確認		15時 マグコロール1包		
	輸液				TPN 1,120kcal/2,000ml出棟まで持続		細胞外液50～70ml/hr， 3号液50～70ml/hr
	抗菌薬						エラスポール6mg/hr ICU入室6hr後 セフマゾン1g
	硬膜外麻酔						ポプスカイン3～8ml/hr
	経腸栄養	経口摂取不良例では地域連携NSTで術前栄養管理					
	食事		常食 or 軟食		夕食後禁食	6時以降 絶飲食	絶飲食
	活動		院内フリー			病棟内フリー	鎮静下
	教育指導	禁煙の指導	術前オリエンテーション 入院診療計画書 パスの説明	トリフロー指導 周術期口腔ケア実施	術前説明		
	理学療法 呼吸器リハビリ			術前診察・腹式呼吸指導			
	嚥下リハビリ			術前診察			

I. 術前準備

月日 術1日後	月日 術2日後	月日 術3日後	月日 術4日後	月日 術5日後	月日 術6日後	月日 術7日後	月日 術8日後	月日 術9日後	月日 術10日後
→	→	→	→	→	→	食事摂取ができる	→	→	→
			自己去痰ができる	→	→	→	→	→	→
					誤嚥がない	→	飲水で誤嚥がない	→	→
						食餌の逆流がない	→	→	→
疼痛コントロールができる	→	→	→	→	→	→	→	→	→
精神的に安定し，危険なく過ごせる	→	安全に離床できる	安全に歩行できる			安全な嚥下方法を理解できる	摂食ペースを守れ，食後坐位保持の必要性を理解できる		→
→	→	縫合不全がない	→	→	→	→	→	→	→
反回神経麻痺がない	肺炎がない	乳び漏がない	→	→	→	→	→	→	→
→	→	→	→	→	→	→	→	→	→
抜管後の反回神経麻痺				SGA評価		体重計測			
血液生化学検査 動脈血ガス 胸腹部X線ポータブル	血液生化学検査 動脈血ガス 胸腹部X線ポータブル	血液生化学検査 動脈血ガス 胸腹部X線 吻合部内視鏡	血液生化学検査 動脈血ガス 胸腹部X線	血液生化学検査 動脈血ガス	血液生化学検査 胸腹部X線 吻合部造影	血液生化学検査 動脈血ガス 胸腹部X線	血液生化学検査 動脈血ガス	血液生化学検査 動脈血ガス	血液生化学検査 胸腹部X線
→	6検/日	→	3検/日	→	→	→	→	→	1検/日
→	→	→	→	→	→	→	→	→	→
			→	→	→	3検/日 毎食前			
			200ml/8hrs 以下で尿比重別指示	600ml/24hrs 以下でラクテック500ml追加	→	→	→		
weaning後，抜管 3L O₂ mask	→	2L 経鼻カニューレ	中止 (SaO₂＜94%で再開)						
	→	歩行時 ウォーターシール	→	→	→	→	抜去		
		抜去							
→	→	→	抜去						
2回/日	→	→	1回/日	→					
3回/日									
→	→	→							
			尿道カテーテル抜去		硬膜外チューブ抜去				CVカテーテル抜去
休薬困難な術前内服薬は腸瘻より投与							術前内服薬再開		
	TPN 1,120kcal/2,000ml	→	→	→	TPN 920kcal/1,500ml	TPN 820kcal/1,000ml	→	→	中止
→	→	→	→	→					
セフマゾン1g×2/日	→	→	→	→					
	→	→	→	→					
GFO（昼, 夕）	360kcal/日	→	720kcal/日	→	1,080kcal/日	900kcal/ 夜間12hrs			
→	→	→	氷片可	→	プリン・ゼリー	術後食七分粥・水分禁	術後食七分粥・水分可	→	術後食全粥
鎮静off後，ベッド上フリー，立位可	HCUに転棟 室内歩行可	→	棟内歩行可	→	→	院内歩行可	→	→	→
						摂食・嚥下指導			在宅経腸栄養訓練
呼吸介助	→	→	呼吸介助・歩行訓練	→	→	→	→	→	→
			嚥下訓練						

II.

手技の実際

II．手技の実際

1．患者体位とアプローチ法

　左側臥位，分離換気下右肺虚脱にて行う。このため，やや硬い難はあるが，吸引による肺虚脱や吸痰が容易なダブルルーメンチューブ（Broncho-Cath Left ™）を挿管している。右上腕を過伸展しないように注意しながら，140°挙上し，右腋窩にポート挿入用のスペースを得ておく（図8）。右手台の肘関節内側の圧迫による障害が起こらないように注意する。

　胸腔鏡下食道癌根治術はモニタ使用法により大きく2つに分けられる。

　患者頭側にモニタを置き，術者全員が同一画像を見る頭側正立法と，モニタを対面して置き，画像を反転する対面反転法である。前者は腹腔鏡下胆囊摘出術や胃切除術に慣れた外科医にとって馴染みやすい方法である。しかし，縦隔全体のeye-hand coordinationを得るためにはカメラは常に尾側から頭側に向かう必要があり，もっとも重要となる反回神経周囲，気道周囲の郭清の際にカメラ近接による拡大視を活用しがたい。しかし，モニタ上では頭側が画面上方になるようにカメラを固定して保持することによりeye-hand coordinationが得られるため，カメラ手が未熟でも視野確保は比較的容易である。

　対面反転法は患者の背側，腹側に立つ術者，助手が通常開胸と同じ眺めの術野を得る方法で，通常開胸手術にある程度習熟した外科医や胸部外科医には馴染みやすい方法である。この方法は，モニタを患者の頭尾軸に平行に患者腹側と背側に対面するように置く。通常開胸手術と同様に執刀医は患者背側に立ち，腹側に置いたモニタを見る。執刀医用モニタの左側が頭側になるようにカメラを保持すると執刀医のeye-hand coordinationが得られる。しかし，執刀医に対面して立つ助手は患者背側のモニタを見るため，画面上左側が頭側となり，まったく上下左右が逆となる。そこで助手が見る患者背側の助手用モニタ画像を上下左右反転すると，対面して立つ執刀医と助手が同時に良好なeye-hand coordinationが得られる。この方法ではカメラは頭側，尾側のどちらに向かっても良好なeye-hand coordinationが可能となり，操作軸から離れた視軸をとることができ，干渉することなく術野にカメラの接近が可能となる。拡大視が十分に活用できるためわれわれは当初よりこの方法を用いているが，カメラ手の習熟が必要となる。

II．手技の実際　　13

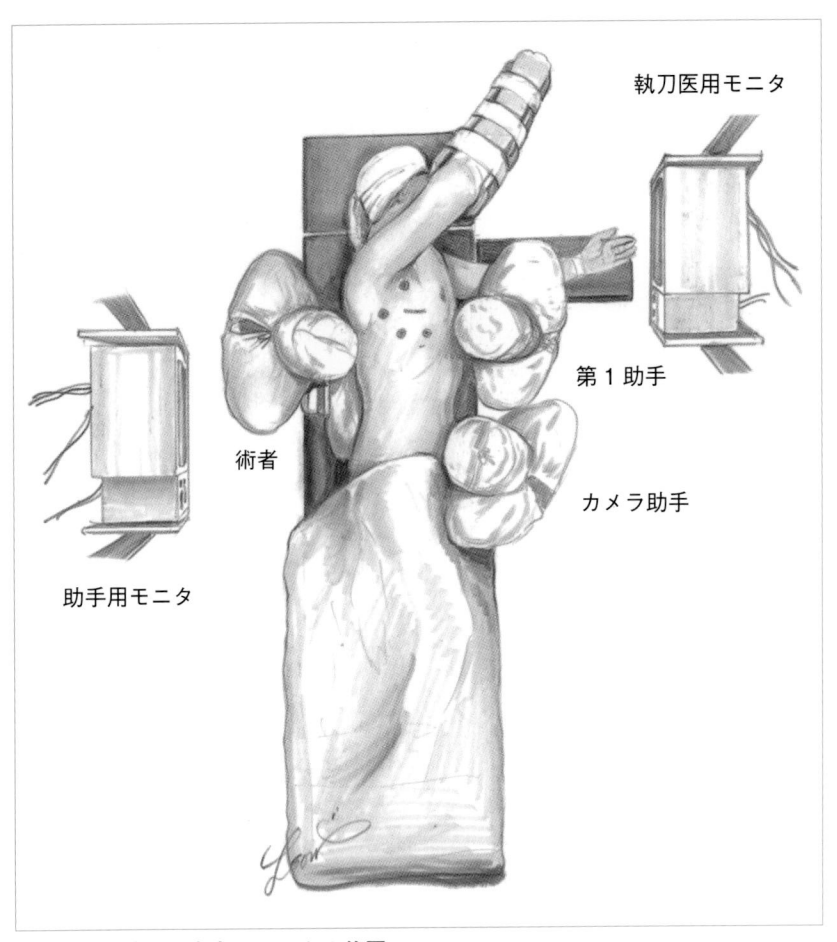

図8．患者体位，術者，モニタの位置

2. ポート，鉗子類選択の概念

　ポートの種類・挿入位置，使用鉗子類は施設によって差がある。しかし，これらをどのように選択するかは基本的な概念に基づくと思われる。

　まず，ポート位置は，腹腔鏡と異なりポートの可動角が制限されるため慎重に決定しなければならない。通常開胸手術の術野では目が中心にあり，その両側より手が入る。鏡視下手術でも同様で，カメラポートの両側から操作鉗子が入るのが円滑な操作を行ううえで重要である。

　ポートは硬性から軟らかいものなど種々あるが，胸腔鏡では肋間の広さとポートの外径によって可動角が決まる。肋間が狭いと可動角は小さくなり，細いポートは太いポートより可動角が大きい。われわれは執刀医右手の動きが円滑になるように，その部にはラッププロテクター・ミニミニ™を用い，オリーブ油により滑りをよくしている。また，通常開胸手術では視線の両側から手が入る。鏡視下手術でもこの基本に従うことで操作が円滑に行える。したがって，カメラポートの両側に術者の操作用ポートを置く。**図9**にわれわれのポート位置を示す。右第5肋間前腋窩線を中心に5cmの小開胸を置き，これを取り囲むように第3肋間中腋窩線，第5肋間後腋窩線，第7肋間後腋窩線，第7肋間前腋窩線の4カ所にポートを置く。それぞれの使用法は後述する。

　鉗子類は前述の使用用途を配慮して選択する。縦隔リンパ節郭清という繊細な手技を拡大視野下で行うには確実で緻密な把持，正確な切離が必要となる。たとえば，反回神経周囲の郭清では反回神経の食道枝や気管前枝を把持牽引し切離する必要がある。この目的でわれわれは執刀医が用いる把持牽引および剥離・切離用の鉗子類はすべてパーム型としている。市販の鉗子類のほとんどを占めるグリップ型は，欧米人用のサイズのためわれわれの手に余り，拇指根部が圧迫のため痺れ，長時間の使用に耐えない。また，把持がall or noneで緩やかに把持できず，把持により先端が動くなど，繊細な手技には不向きと思われる。また，パーム型の鋏では，先端を剥離層に挿入し開くという，通常開胸手術と同じ手技が容易に行え，正しい解剖層に沿った剥離が可能となる。対面反転法でも，反回神経周囲や気道周囲の郭清では視軸と操作軸が重なりやすい。市販の鉗子類のほとんどは先端がシャフトの外径内に納まっているが，われわれは鋏の先端が鉗子シャフトの外径より少し出るようにデザインした鋏を用いている（図6）。この工夫により視軸と操作軸が重なっても鋏先端を確実に視認し，安全に剥離・切離・凝固ができる。鏡視下手術は概ね通常開胸手術より時間がかかる。この最大の原因は視野展開と鉗子の出し入れに時間が費やされるためである。したがって，操作時間短縮（胸腔鏡下食道癌根治術では胸部操作時間と術後呼吸器合併症の発生頻度に有意の関連が認められた）には，後述する確実な視野展開と鉗子交換回数の減少が，習熟の有無にかかわらず，有効な手段である。この基本概念を理解し各執刀医が使用しやすい鉗子を選択すべきである。著者は，左手はほとんどスカンラン社製のデュベーキー型鑷子，時にチェリーダイセクター®，右手は常に独自に考案した鋏を持ち，必要時にクリップを使用するのみである。

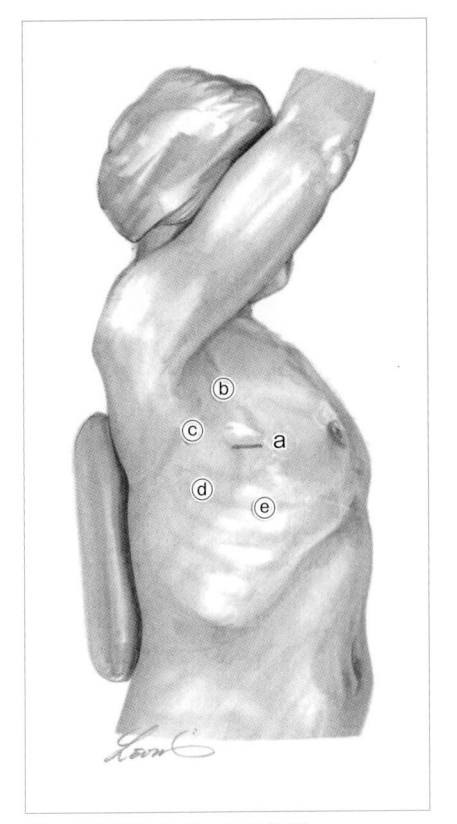

図9. 小開胸とポートの位置
ⓐ；右第5肋間前腋窩線を中心に5cmの小開胸，ⓑ；第3肋間中腋窩線，ⓒ；第5肋間後腋窩線，ⓓ；第7肋間後腋窩線，ⓔ；第7肋間前腋窩線に径11mmのポートを置く

縦隔郭清を行ううえで，圧排による術野展開も重要で，手術の成否にかかわる。とくに気管分岐部リンパ節，左反回神経周囲リンパ節の郭清には気管・気管支を右腹側に強く圧排し術野を得る必要がある。また，分離換気用の腰の硬いチューブが挿管されているので，この展開には腰の硬い圧排鉤が必要である。さらに，鉤が滑った場合，気管・気管支膜様部を損傷するおそれがあるため，先端は鈍なものが望ましい。われわれはこの考えの基に作成し，すでに市販されている胸腔鏡手術用気管鉤を汎用している（図5）。この鉤を挿入するために小開胸が必要となるが，ポートのみで施行している施設の成績と比べて，呼吸機能の温存に遜色はない。安定した術野展開は連続した操作を可能とし，操作時間の短縮につながる。

3. 胸腔鏡下食道癌根治術のための基本操作

　胸腔鏡下食道癌根治術における偶発症，とくに大血管，気管・気管支膜様部の損傷は致命傷ともなり得るので注意が必要である。以下の実際の操作でも述べるが，一見，疎性結合織内に存在すると思われる縦隔構造物ではあるが，正確な展開，牽引により剝離解剖面が明らかとなり，この層に従って剝離すれば偶発症の危険はない。たとえば大動脈と病変が接している場合は大動脈血管床を露出する層で剝離を進め，病変部でこの層の維持が困難となれば躊躇なく通常開胸手術に切り替えるべきである。拡大視と適切な把持牽引により動脈，静脈，リンパ管，交感神経，副交感神経を同定し，出血させないように，極力ドライな術野を保つ。出血したまま操作を続けると，さらなる出血を招く。これまで学会などで報告されている偶発症をみると，出血により解剖のオリエンテーションがつかないまま操作を進めているときに起こるのがほとんどである。鏡視下手術では視野外での臓器損傷が問題となる。鉗子の挿入に際してカメラ手はカメラを引いて広い視野を作り，その中で鉗子を挿入する。

　大血管周囲の剝離は血管壁と直角の方向に剝離し，残った索状物を脈管か神経か判断し処理を行う。血管と平行に剝離すると小血管が分枝根部で損傷され，大血管よりの出血をきたすおそれがある。筆者は用いていないが，超音波凝固切開装置，ベッセルシーリングシステムなども止血，切離に有用な器具である。基本的使用法は本シリーズ『腹腔鏡（補助）下幽門側胃切除術』26～27頁に記載されている。胸腔鏡下手術では縦隔構造に対して鉗子は直角に向かうため，フロンタルキャビテーションによる重要臓器損傷に注意が必要である。とくに先端の位置関係が出血のため不明瞭となっているときには超音波凝固切開装置は絶対に使用すべきでない。神経，気管・気管支膜様部近くではクリップの使用もできるだけ控える。クリップを介した熱などの物理的傷害による偶発症が危惧される。

　われわれは強く牽引してはならないもの（奇静脈弓切離部の結紮糸など）はムッシュで，強く牽引してもよいもの（食道のテーピングなど）はコッヘルで把持し，助手の誤った牽引による損傷を予防している。

　第1助手は術野展開を行う。縦隔背側は椎体で固定されているので，主に腹側に圧排する。左手に圧排用の鉤を持ち，右手に腰の硬い吸引嘴管を持ち術野を展開する。常に吸引し，カメラの結露を防止する。出血をみた場合は軽くこするように吸引し，出血点の発見に努める。

　カメラ手は常にeye-hand coordinationが得られるように留意し，enfaceで術野が見られるようにカメラを保持する。操作部が視野の中心にくるように視野を確保する。これには第1助手の圧排鉤，吸引嘴管，執刀医の左手の鉗子先端が視野辺縁でほぼ3等分の位置にあり，執刀医右手鉗子が視野中央部で剝離操作を行うのが理想形で，このような術野が得られるように3術者の協力が不可欠である。鉗子が視野の中心に入らず，視野の辺縁に沿ってしか動かないときはカメラと干渉している。カメラ手はいったんカメラを引き，斜視を利用して角度を変え，鉗子と干渉しない方向から再度カメラを近づける。

4. 手術手順

　まず，縦隔内の観察を行う。右胸水があれば，細胞診に提出する。eye-hand coordinationのとれる領域であれば，胸膜癒着は鏡視下に高い精度で剝離できる。胸腔内の癒着は小血管を含むことが多く（図10），とくに癒着索状物は時に動脈性の出血をみることがあるので確実に止血する（図11）。上部から下部まで十分に縦隔の展開が可能であることを確かめる。また，同時に視認できる範囲で解剖の破格がないか確認しておく（図12，13）。T3症例では鉗子を用い腫瘍の可動性を確かめておく（図14）。

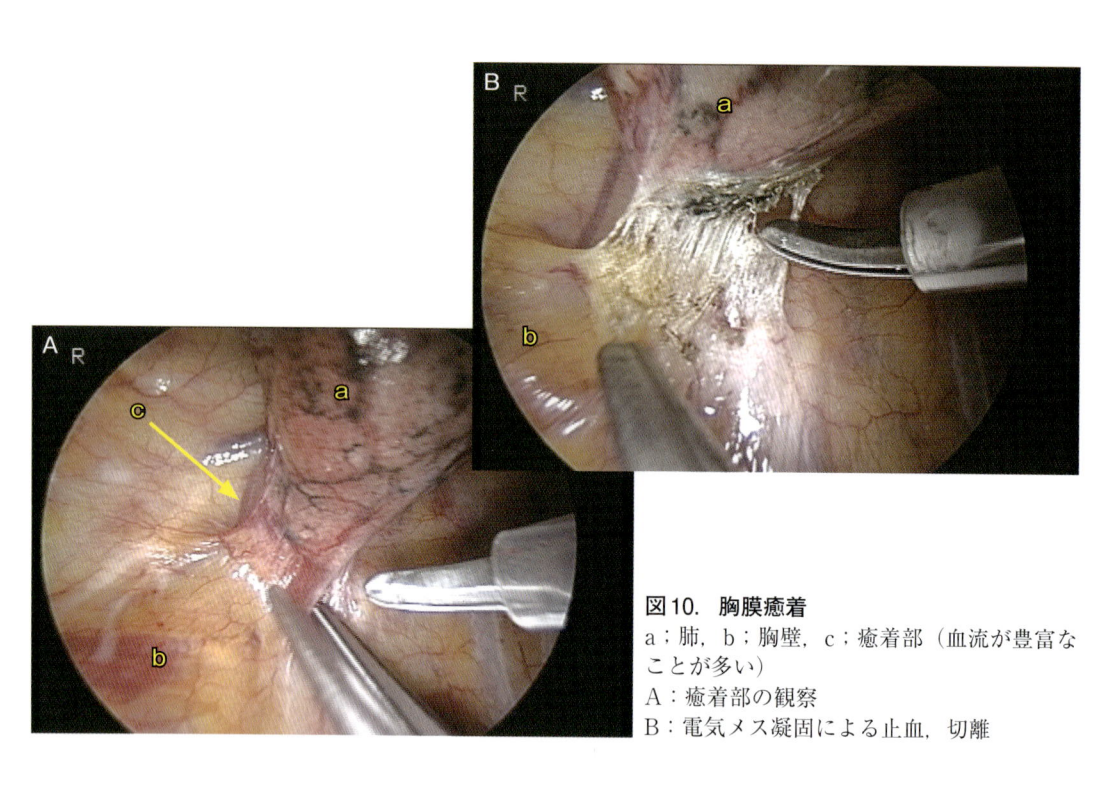

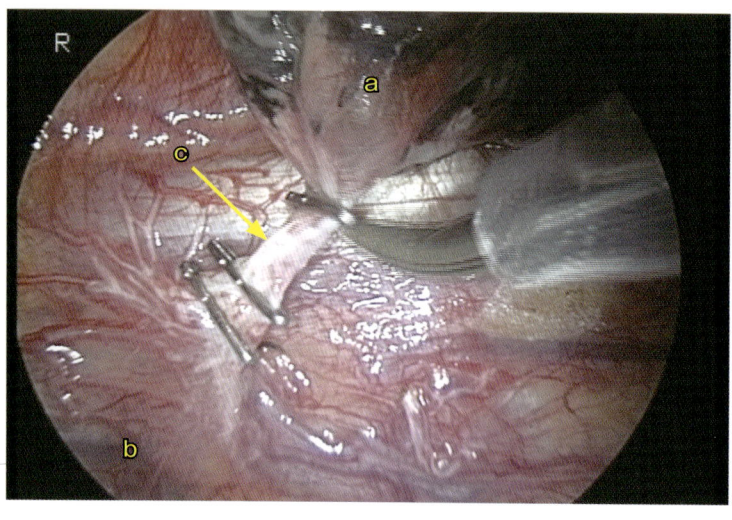

図10．胸膜癒着
a；肺，b；胸壁，c；癒着部（血流が豊富なことが多い）
A：癒着部の観察
B：電気メス凝固による止血，切離

図11．胸膜癒着
癒着部の索状物の中に動脈が存在するため，クリップによる止血が必要な場合がある
a；肺，b；胸壁，c；癒着部（索状物の中に動脈を認める）

Ⅱ．手技の実際　19

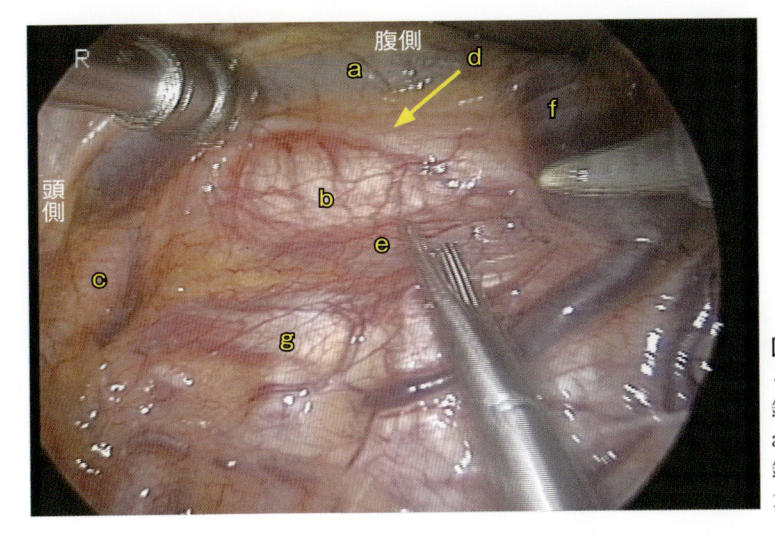

図12．上縦隔解剖の確認
この症例では右鎖骨下動脈上に鎖骨下静脈の枝が走っている
a；上大静脈，b；気管，c；右鎖骨下動脈，d；右迷走神経，e；食道，f；奇静脈弓，g；椎体

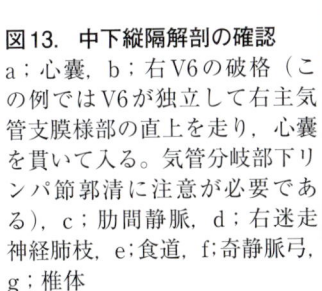

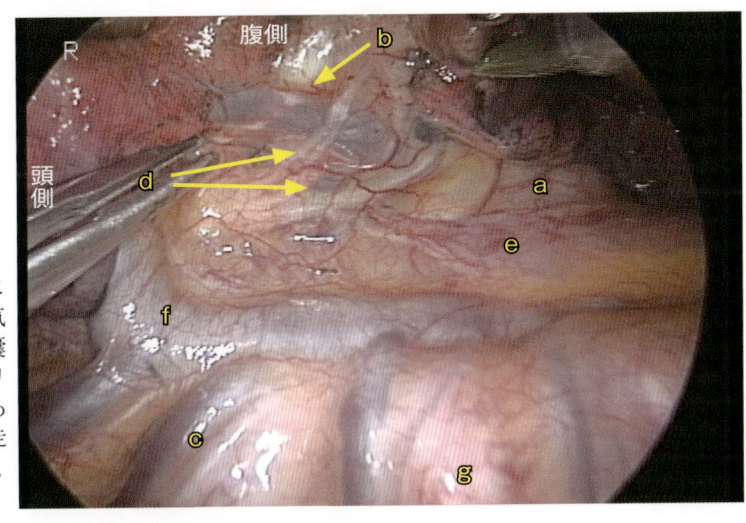

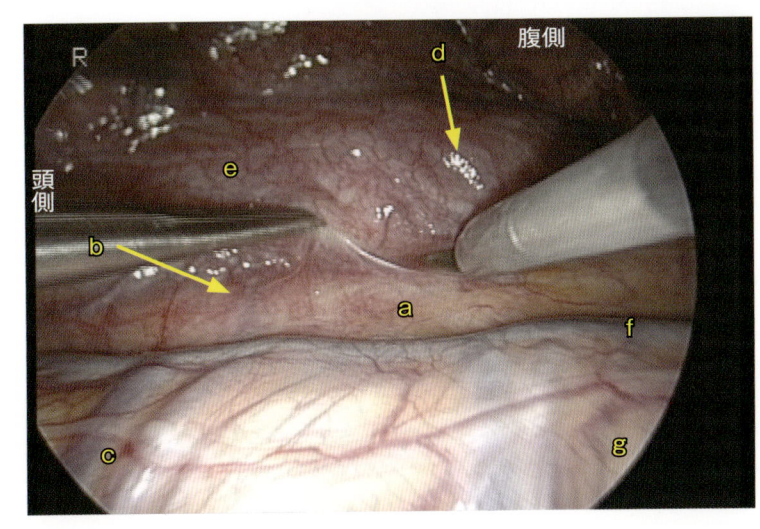

図13．中下縦隔解剖の確認
a；心嚢，b；右V6の破格（この例ではV6が独立して右主気管支膜様部の直上を走り，心嚢を貫いて入る。気管分岐部下リンパ節郭清に注意が必要である），c；肋間静脈，d；右迷走神経肺枝，e；食道，f；奇静脈弓，g；椎体

図14．中下縦隔解剖と食道病変可動性の確認
食道病変部（d）と大動脈の間に鉗子を挿入し，可動性を確認する
a；大動脈，b；大動脈上を走る食道静脈，c；肋間静脈，e；食道，f；奇静脈弓，g；椎体

実際の郭清は，①右反回神経周囲の郭清，②奇静脈弓切離・食道背側からの剝離，③食道腹側からの剝離，④横隔食道間膜の切離，⑤左反回神経周囲の郭清，⑥食道切離，⑦食道反転による食道左側の郭清，⑧気管分岐部・肺門リンパ節の郭清，⑨大動脈弓下の郭清，の順で行う（**図15**）．以下，実際の手順に従って手技を述べる．

　付：添付した手術野写真は拡大視野下のためオリエンテーションが得がたいと思われる．このため各図には縦隔マップのどの部に相当するかを図の説明の最後に記載する．

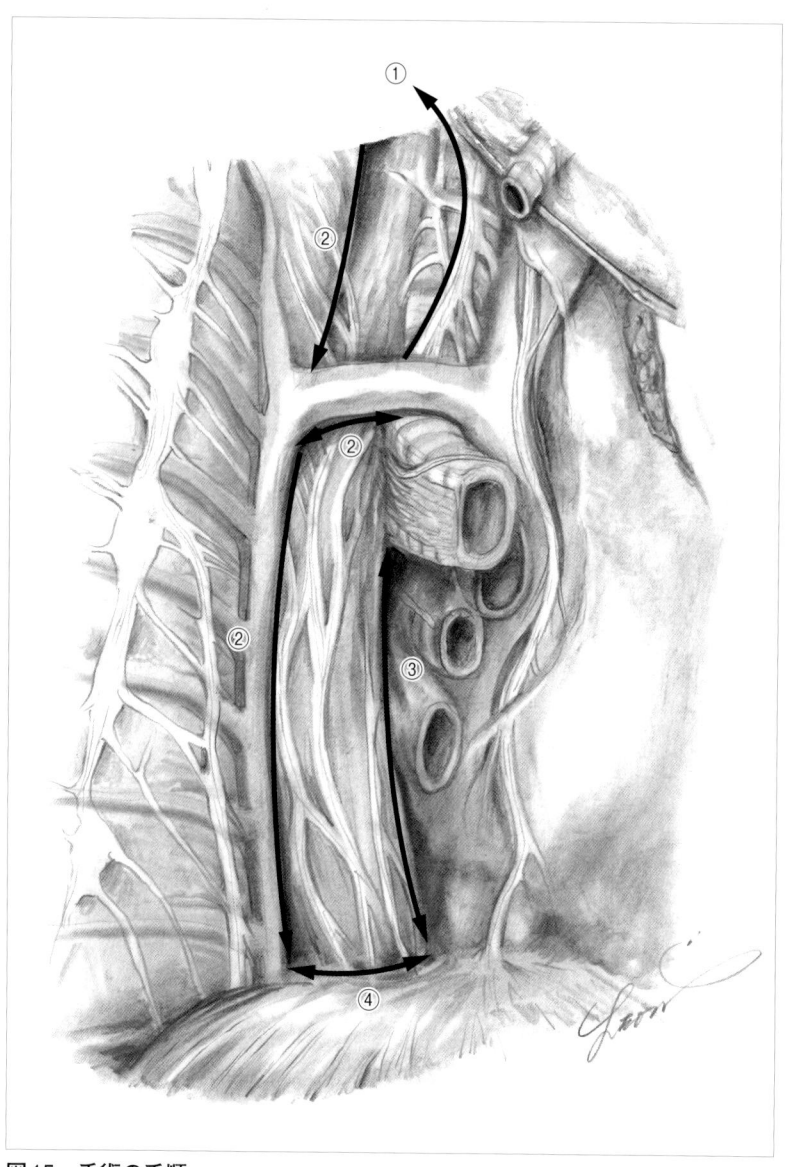

図15．手術の手順
①右反回神経周囲の郭清，②奇静脈弓切離・食道背側からの剝離，③食道腹側からの剝離，④横隔食道間膜の切離，⑤左反回神経周囲の郭清，⑥食道切離，⑦食道反転による食道左側の郭清，⑧気管分岐部・肺門リンパ節の郭清，⑨大動脈弓下の郭清の順で行う

●縦隔マップ

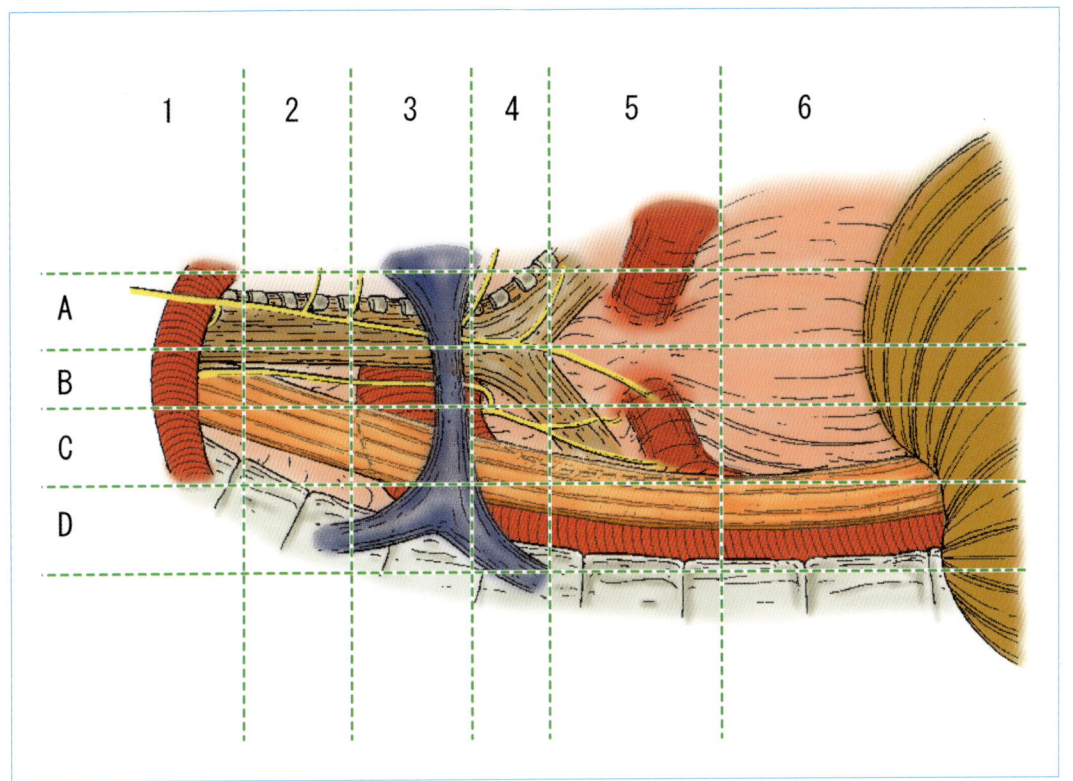

5. 手技の実際

1）右反回神経周囲の郭清（図16, 17）
（1）縦隔胸膜の切開

奇静脈弓切離などに先立ち，少しでも出血をみない段階で右反回神経周囲の郭清を行う。まず奇静脈弓頭側で右迷走神経に沿って縦隔胸膜を右鎖骨下動脈のレベルまで切開する。そして迷走神経を神経上膜が露出される層（神経が白く輝いて，カメラ近接により縦走する細い血管を見る）で剥離する（図18）。この剥離により迷走神経の気管前枝，食道枝を確認できる。縦隔胸膜を右鎖骨下動脈に沿って背頭側に切開する。

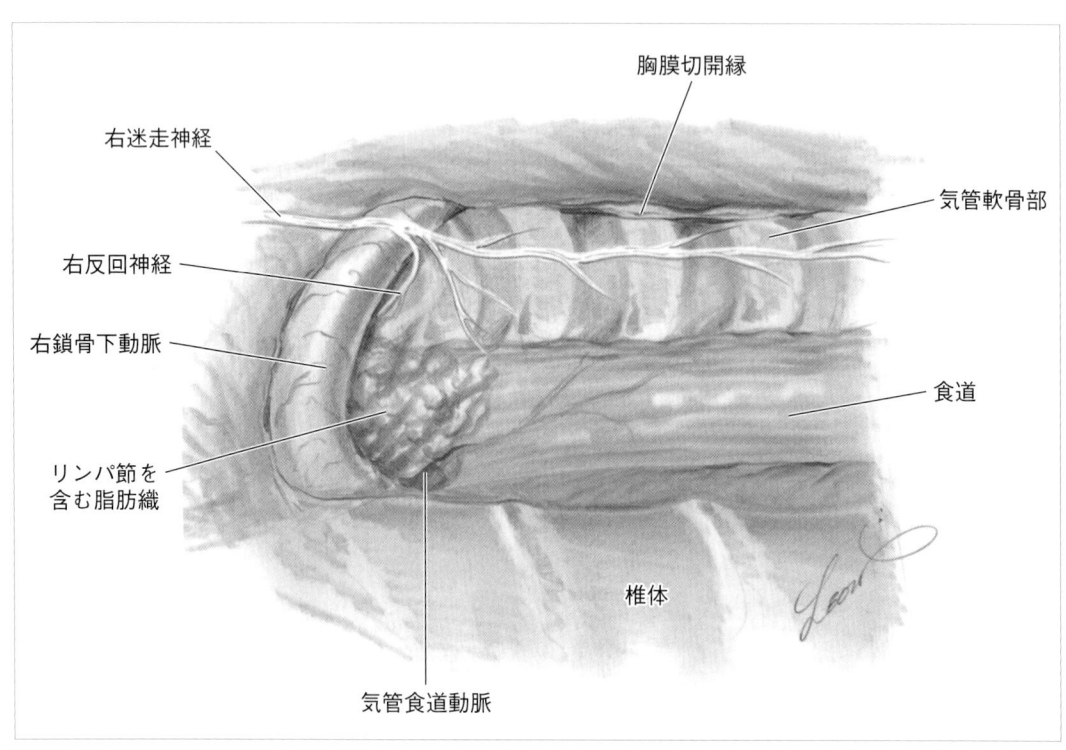

図16. 右反回神経周囲リンパ節（1）

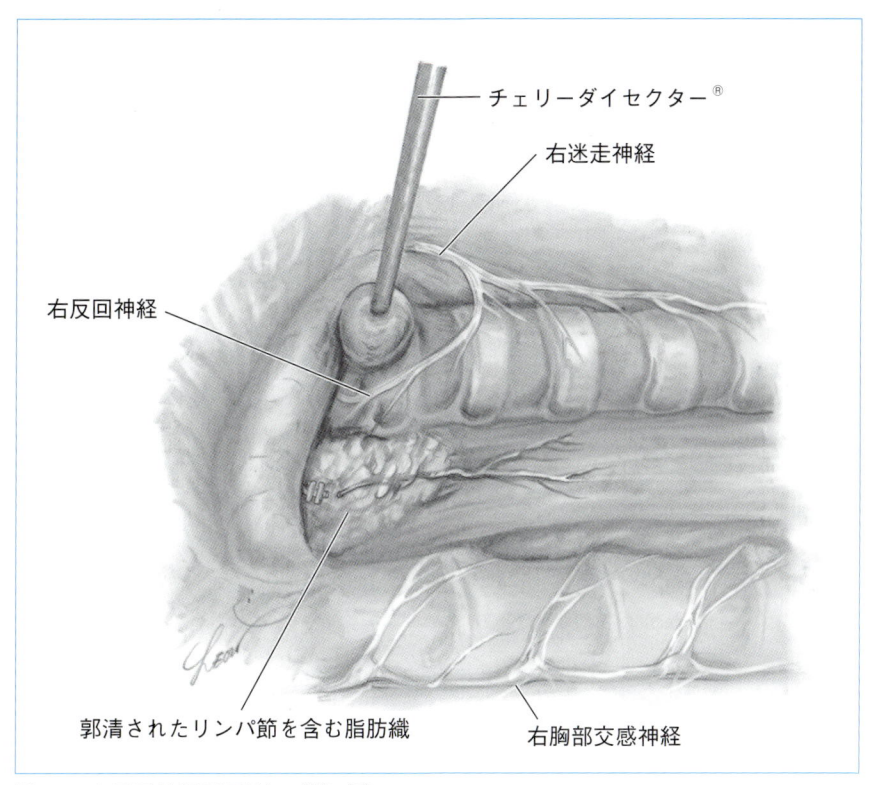

図17. 右反回神経周囲リンパ節（2）

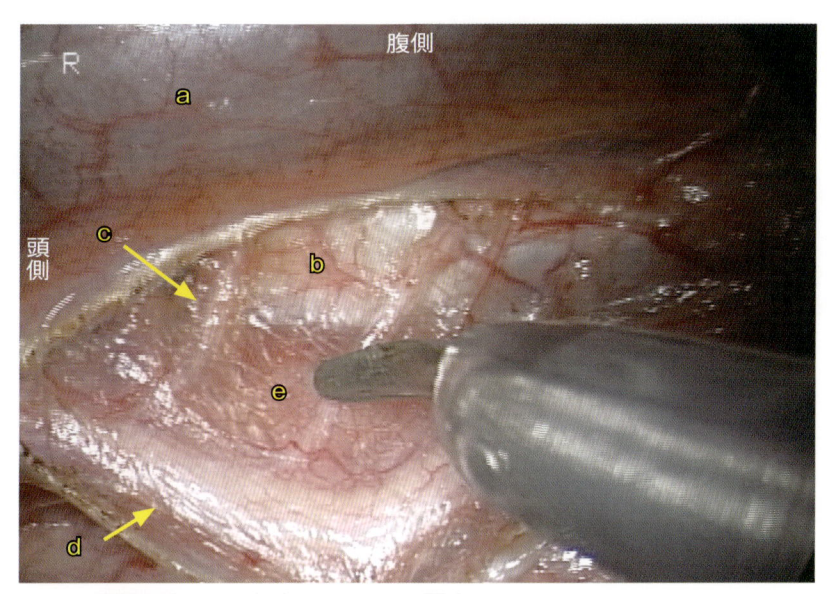

図18. 縦隔胸膜を右迷走神経に沿って切開する
気管前枝が認められる。カメラ近接により神経上膜内を縦走する微細血管が視認できる（縦隔マップA-2）
a；上大静脈，b；気管，c；右迷走神経気管前枝，d；右迷走神経，e；食道

(2) 右反回神経の同定

　右鎖骨下動脈尾側の組織を胸膜を介して把持し，背尾側に牽引し，右鎖骨下動脈尾側で右迷走神経が交差する部の同神経に接し，その背側を右鎖骨下動脈と直交する方向に鈍的にゆっくり剝離する（右鎖骨下動脈と平行に剝離すると，時に出血をみる）。この操作により右鎖骨下動脈尾側で右迷走神経から分枝する右反回神経を同定できる（**図19**）。時に神経が右鎖骨下動脈より少し尾側に離れた部から分枝することや，まれに右鎖骨下動脈尾側より頭側で分枝し右反回神経が独立して反回することがあるので留意する。とくに，尾側で分枝する場合は迷走神経食道枝と誤って損傷しないように注意が必要である。右反回神経を同定したら，拡大視にて観察することにより，神経上膜内の微細血管や，食道枝，気管前枝の分枝状況が確認される（**図20**）。

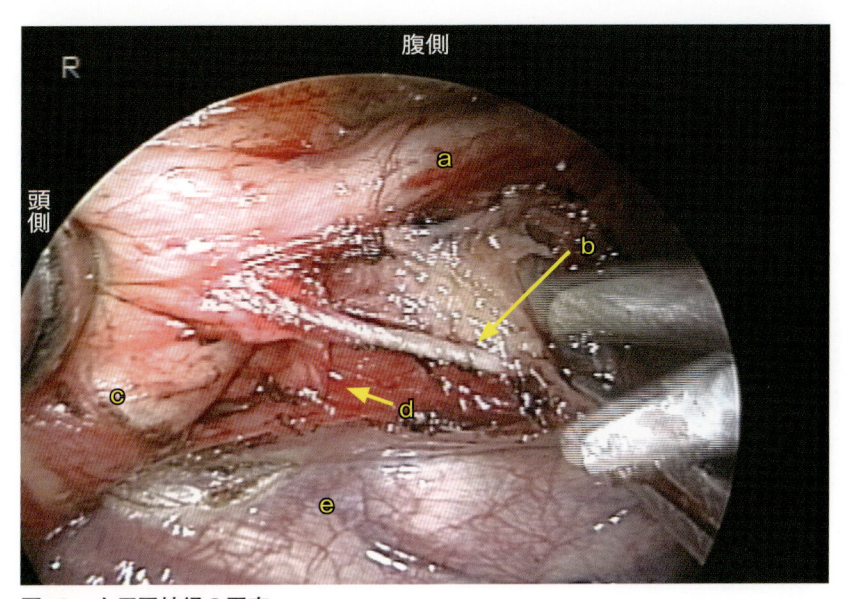

図19. 右反回神経の同定
a；右迷走神経，b；迷走神経食道枝，c；右鎖骨下動脈，d；右反回神経，e；椎体（縦隔マップA-1）

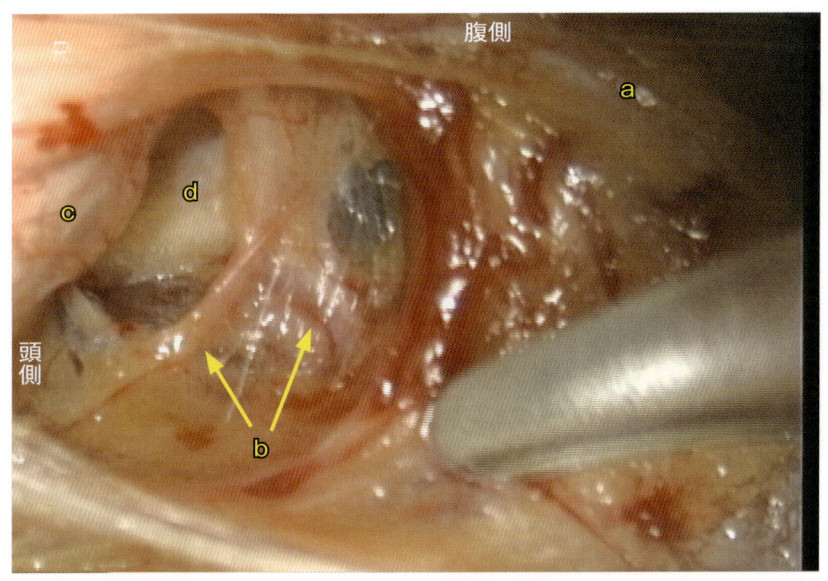

図20. 右反回神経同定後の拡大視による分枝状況の確認
拡大視により反回神経食道枝の神経上膜内を縦走する微細血管が視認できる（縦隔マップA-1）
a；右迷走神経，b；迷走神経食道枝，c；右鎖骨下動脈，d；右反回神経

(3) 右鎖骨下動脈の露出

　右反回神経の走行がほぼ同定されると，同神経を損傷しないように右鎖骨下動脈を露出する（図21）。右鎖骨下動脈の血管床を露出する層で剥離すると出血をみない。腕頭動脈から右鎖骨下動脈起始部は食道近くに存在するが，おそらく発生の違いのためか，これら動脈の血管床と食道の間に静脈の連絡はない。したがって，逆に出血をおそれて動脈から離れて剥離すると反回神経周囲リンパ節を含む脂肪織に切り込み，出血をきたす。しかし，通常，椎体前縁で右鎖骨下動脈左側から食道・気管に向けて気管食道動脈（時に同静脈も）が腹尾側に出る（図22）。この血管の損傷は大出血にはつながらないが，頸部からの出血となり，鏡視下では直接止血が困難で圧迫に頼るのみとなるので，血管を同定し，止血を確実にしてから切離する必要がある。この部の安全な剥離には，気管食道動脈処理に先立って，椎体前縁に沿って胸膜を切開し，食道後壁を露出，椎体より剥離しておくとクリッピングなどの操作スペースが得られる。まれにこの動脈が右反回神経の近くで分枝することがある（図23）。これらの同定にはやはり右鎖骨下動脈を，出血しない血管床を露出する層で剥離し，解剖を同定することが肝要である。気管食道動脈処理後に食道背側を鈍的にできるだけ頭側へ剥離しておく。

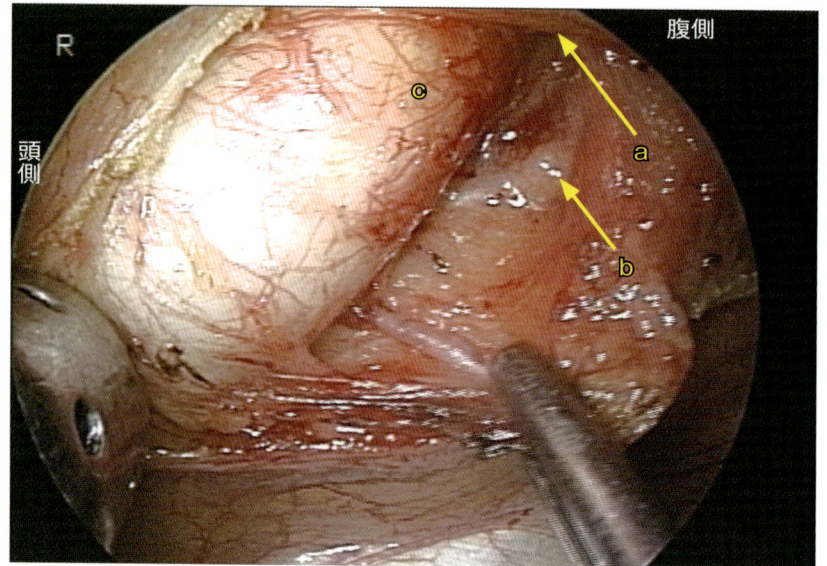

図21．右鎖骨下動脈の露出
鎖骨下動脈血管床を露出する層で剥離すると出血をみない
a：右迷走神経，b：右鎖骨下動脈背側から気管前に至るリンパ管，c：右鎖骨下動脈（血管床を温存する層で剥離されており，出血をみない）（縦隔マップB-1）

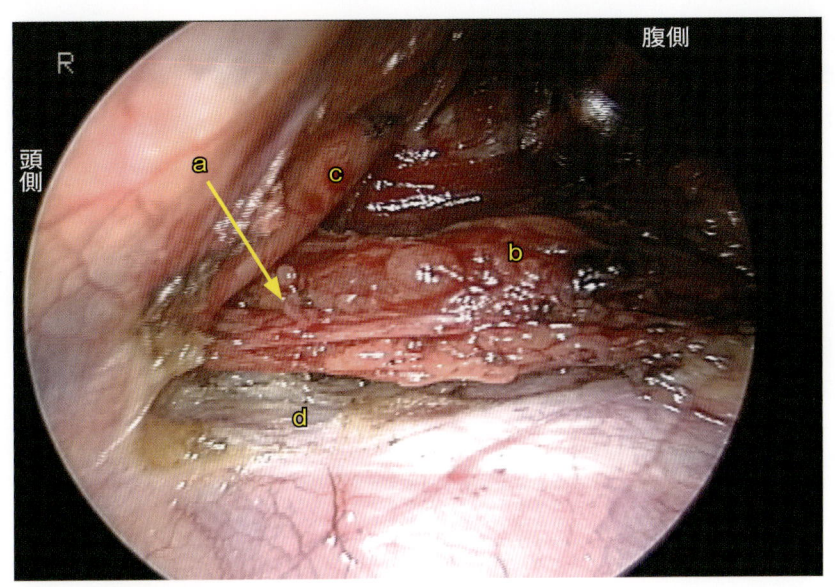

図22. 気管食道動脈（通常解剖）
a；気管食道動脈，b；右反回神経周囲リンパ節，c；右鎖骨下動脈，d；椎体（縦隔マップC-1）

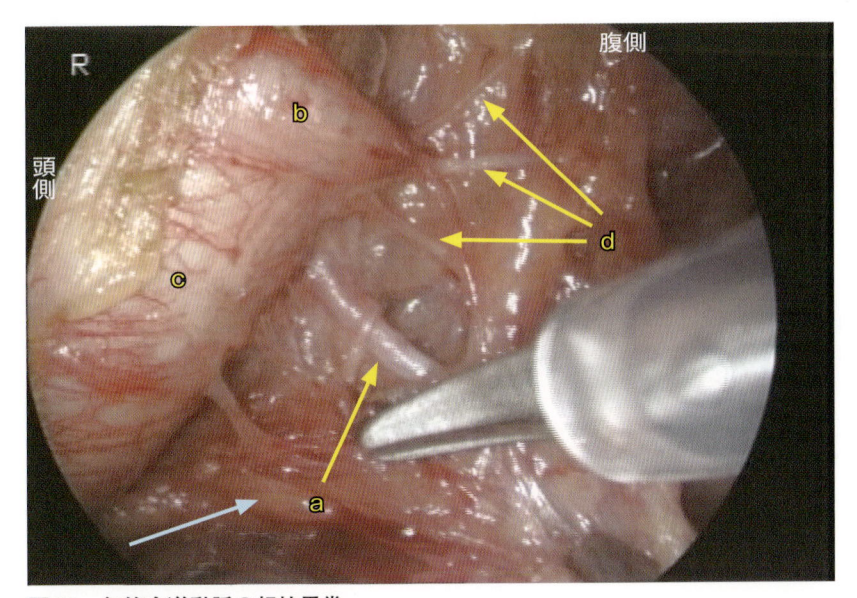

図23. 気管食道動脈の起始異常
この症例では気管食道動脈が鎖骨下動脈の中枢側から起始し，右反回神経近傍を腹尾側に向かって走る
a；気管食道動脈，b；右反回神経，c；右鎖骨下動脈，d；右反回神経食道枝，水色矢印；通常の走行を示す（縦隔マップA・B・C-1）

(4) 気管右側軟骨部の露出

(3) の操作で郭清すべき右反回神経周囲リンパ節を含む組織の背側縁，鎖骨下動脈内側縁が露出されたこととなる。続いて左腹側縁となる気管右側軟骨部を露出する。痩せている症例では以上の操作で軟骨部は露出されるが，縦隔に脂肪組織の多い症例では，右迷走神経より背側の気管軟骨部の血管床を露出する層で反回神経起始部まで剝離しておく（この層がもっとも出血の少ない層である）（**図24，25**）。右反回神経起始部では気管に接し，やや腹側に多くの例で小リンパ節が存在する。これは一部気管前とも思われるが，右反回神経周囲リンパ節とつながっているため，郭清している。

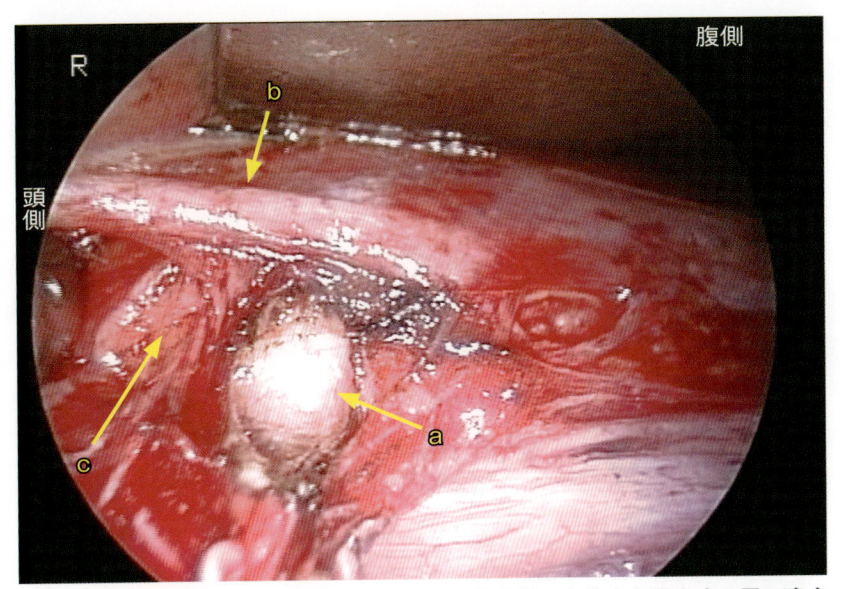

図24. 右反回神経尾側，迷走神経背側で気管軟骨部の血管床を露出する層に達する
a；気管血管床を露出する層での剝離，b；右迷走神経，c；右反回神経（縦隔マップA-1・2）

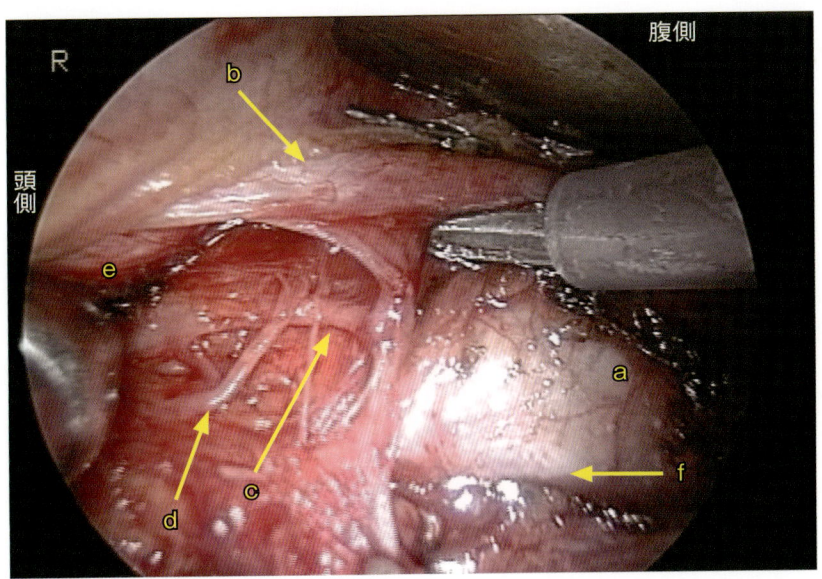

図25. 剝離を進めたところ
a；気管血管床を露出する層での剝離（小血管を露出する層の剝離で出血をみない），b；右迷走神経，c；右反回神経，d；頸部交感神経節からの枝，e；鎖骨下動脈，f；気管軟骨部右側縁（縦隔マップA・B・C-1・2）

(5) 右反回神経食道枝の切離

　次に，右反回神経の右背側の組織を背尾側に牽引し，反回神経と直交する方向に剥離すると，右反回神経とその食道枝を同定することができる。反回神経も迷走神経同様，神経上膜を露出する層で剥離すると出血が少ない。神経損傷をおそれるあまり神経から離れて剥離するとリンパ節などに切り込み，かえって出血し，この止血のために神経損傷を起こす危険がある。右反回神経食道枝を1本ずつ背尾側に牽引しながら右反回神経の背側に存在するリンパ節を含む組織を郭清する（**図26**）。このとき反回神経食道枝を確実に把持する鉗子が必要である。リンパ節把持鉗子などではリンパ節損傷をきたすのみで食道枝の正確な切離は不可能である。また，食道枝は分枝より少し残して切離しておくと，右反回神経を直接把持することなく牽引が可能である。カメラの斜視を利用してのぞき込むように視野を得ながらできるだけ頭側へ郭清を進めるが，通常は甲状腺下極までの胸腔内から郭清が可能である（**図27**）。症例によっては右反回神経と右下甲状腺動脈の位置関係を確認することができる（**図28**）。

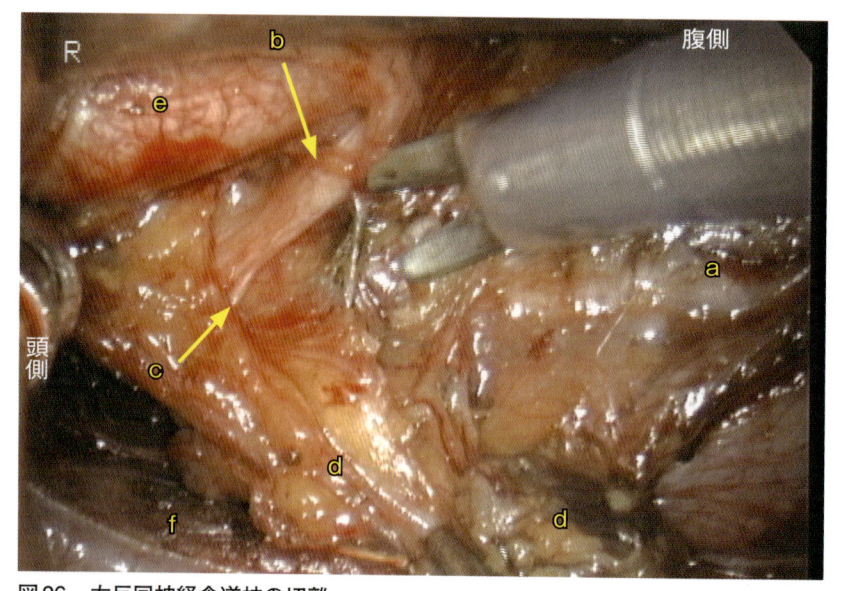

図26．右反回神経食道枝の切離
右反回神経を神経上膜が露出するように剥離し，食道枝を鋭的に切離する
a；気管血管床を露出する層での剥離，b；右反回神経，c；右反回神経食道枝，d；右反回神経周囲リンパ節，e；右鎖骨下動脈，f；椎体（縦隔マップA-1・2）

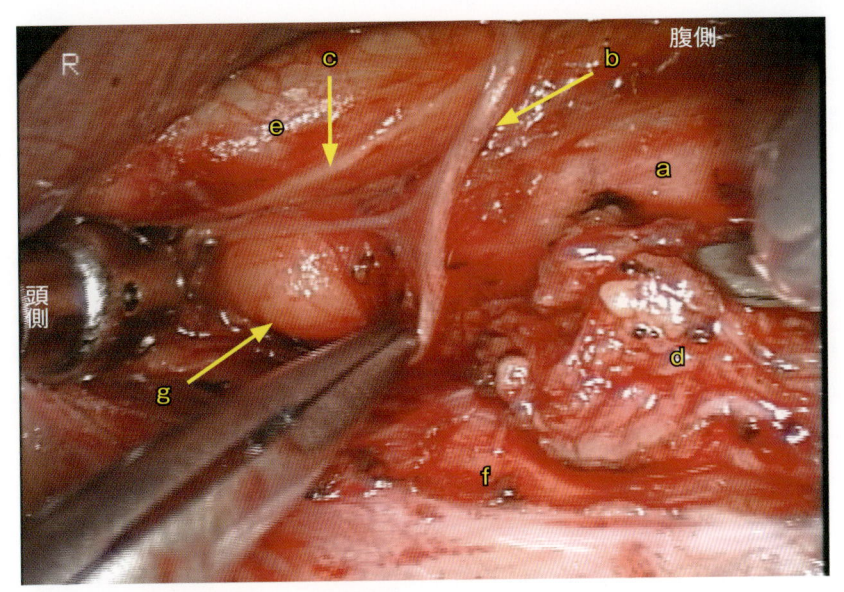

図27. 右反回神経周囲リンパ節郭清後
この症例では右反回神経は甲状腺右葉下極で2分枝し頭側に向かっている
a；気管，b；右反回神経，c；頸部交感神経節からの枝，d；右反回神経周囲リンパ節，e；右鎖骨下動脈，f；椎体，g；甲状腺右葉下極（縦隔マップA・B・C-1・2）

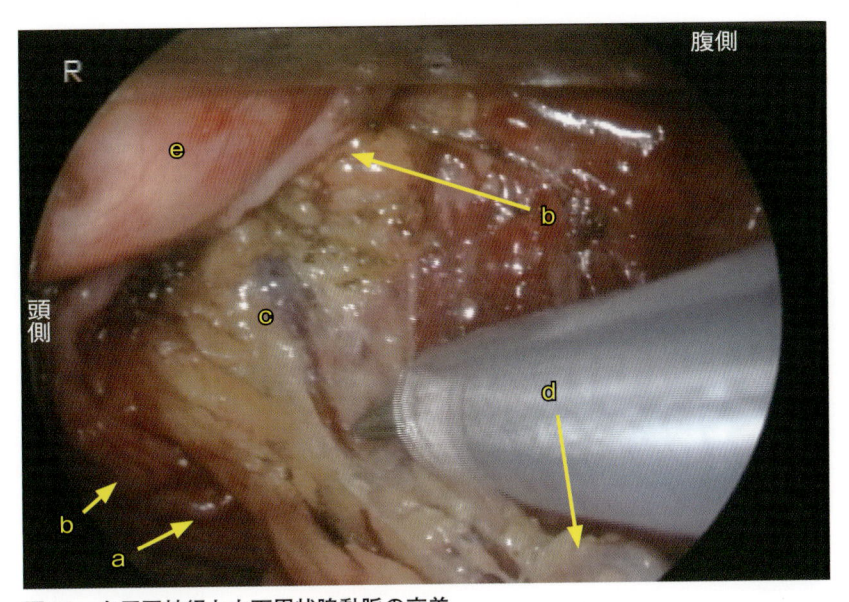

図28. 右反回神経と右下甲状腺動脈の交差
右下甲状腺動脈が存在する場合は右反回神経に接して交差するが，この症例では神経の背側を走り，リンパ節郭清時に出血させないように注意が必要である（概ね半数で背側，半数で腹側を走る）
a；右下甲状腺動脈，b；右反回神経，c；甲状腺右葉下極，d；反回神経周囲リンパ節とともに剥離された上皮小体，e；右鎖骨下動脈（縦隔マップA・B-1）

(6) 右反回神経周囲リンパ節郭清時の注意点

　反回神経損傷の回避に尽きる。電気メスはもとより超音波凝固切開装置も神経近傍での使用は損傷を招く。この領域では鎖骨下動静脈，椎骨動脈以外に大きな血管はないので，神経近傍で出血をみた場合は急いで熱源を用いることなく，まずは圧迫止血し，できるだけドライな状態で止血する。郭清範囲内では神経に血管は流入しない。したがって，正しく剥離すれば神経近傍で熱源を用いる必要がないことを常に念頭におくべきである。

　右反回神経の解剖には個人差がある。通常，甲状腺下極までの郭清には食道枝を5～6本切離するが，食道枝をまったく出さない例から10数本切離が必要な例まである。時に反回神経起始部から数本の食道枝が1本の太い枝として分枝する場合がある（図29）。末梢への走行により右反回神経本幹と区別されるが，誤ると郭清が不十分となる。右鎖骨下動脈に沿って頸部交感神経節からの枝は走り，右反回神経の内側を気管前に至る。この神経は症例によっては太く，右反回神経との鑑別が必要な場合がある（図30）。右反回神経に比べて右背側に位置すること，鎖骨下動脈に沿って走行し，気管前に至ることで鑑別がつく。また，この交感神経と右反回神経の間には細い枝による交通があることも念頭におく必要がある（図31）。

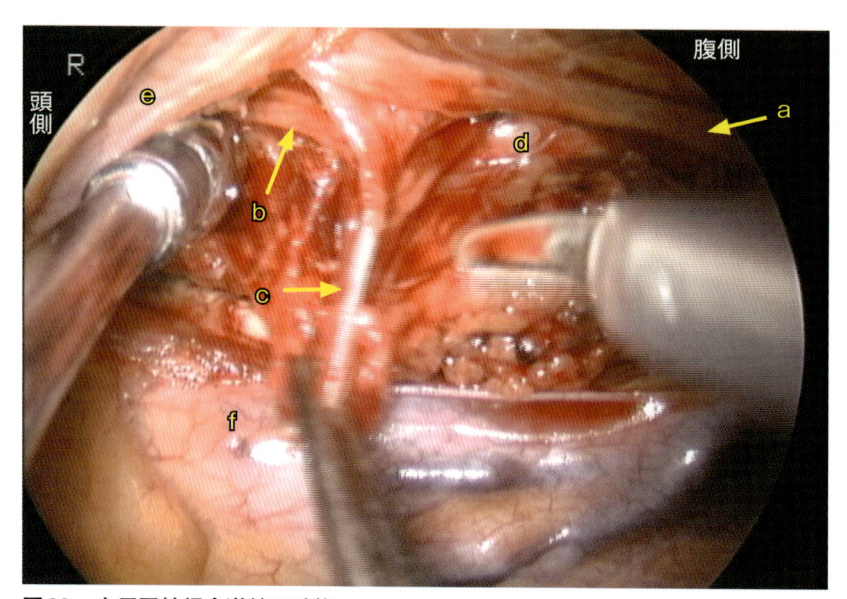

図29．右反回神経食道枝の破格
この症例では右反回神経食道枝は1本で分枝し太く，その後に数本の枝を分枝する
a：右迷走神経，b：右反回神経，c：太い状態で分岐する食道枝，d：気管，e：右鎖骨下動脈，f：椎体（縦隔マップA・B・C-1）

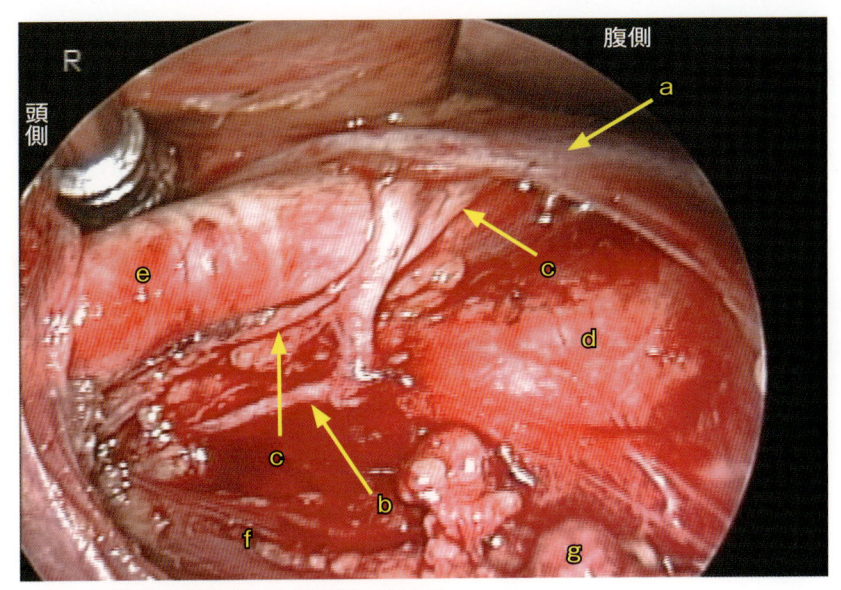

図30. 頸部交感神経節から気管前に至る枝
この症例では交感神経枝が太く反回神経との鑑別が重要である
a；右迷走神経，b；右反回神経，c；頸部交感神経節から気管前に至る枝，d；気管，e；右鎖骨下動脈，f；椎体，g；剥離された右反回神経周囲リンパ節（縦隔マップA・B・C-1）

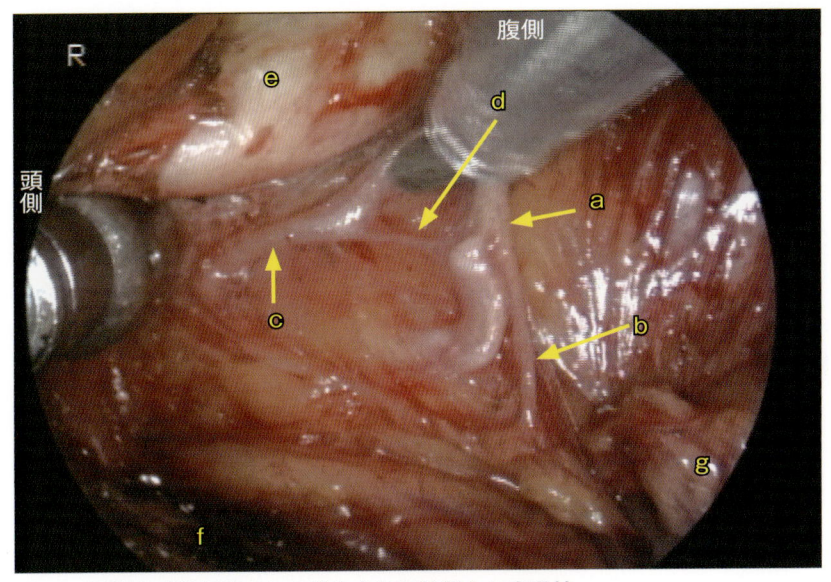

図31. 頸部交感神経節からの枝と右反回神経との交通枝
a；右反回神経，b；反回神経食道枝，c；頸部交感神経節から気管前に至る枝，d；交感神経と反回神経との交通枝，e；右鎖骨下動脈，f；椎体，g；剥離された右反回神経周囲リンパ節（縦隔マップA・B-1）

2) 奇静脈弓切離・食道背側からの剝離 (図32〜34)
(1) 胸膜切離と奇静脈の露出

　上縦隔で椎体前縁やや背側に沿って縦隔胸膜を切離する．そして，右胸部交感神経幹から食道に向かう枝を切離し，椎体前縁を露出する層で剝離する (**図35**)．尾側に向かい，奇静脈弓の頭側に沿って奇静脈を露出するように胸膜を切開し，右迷走神経と奇静脈が交差する部で最初の切開部に到達する (**図36**)．右迷走神経，右鎖骨下動脈，椎体前縁，奇静脈弓頭側縁に囲まれた右縦隔胸膜を食道に付けて切除することとなる．奇静脈弓の背側部，頭側には右気管支動脈があり，奇静脈弓左側を前尾側に走るので注意する．

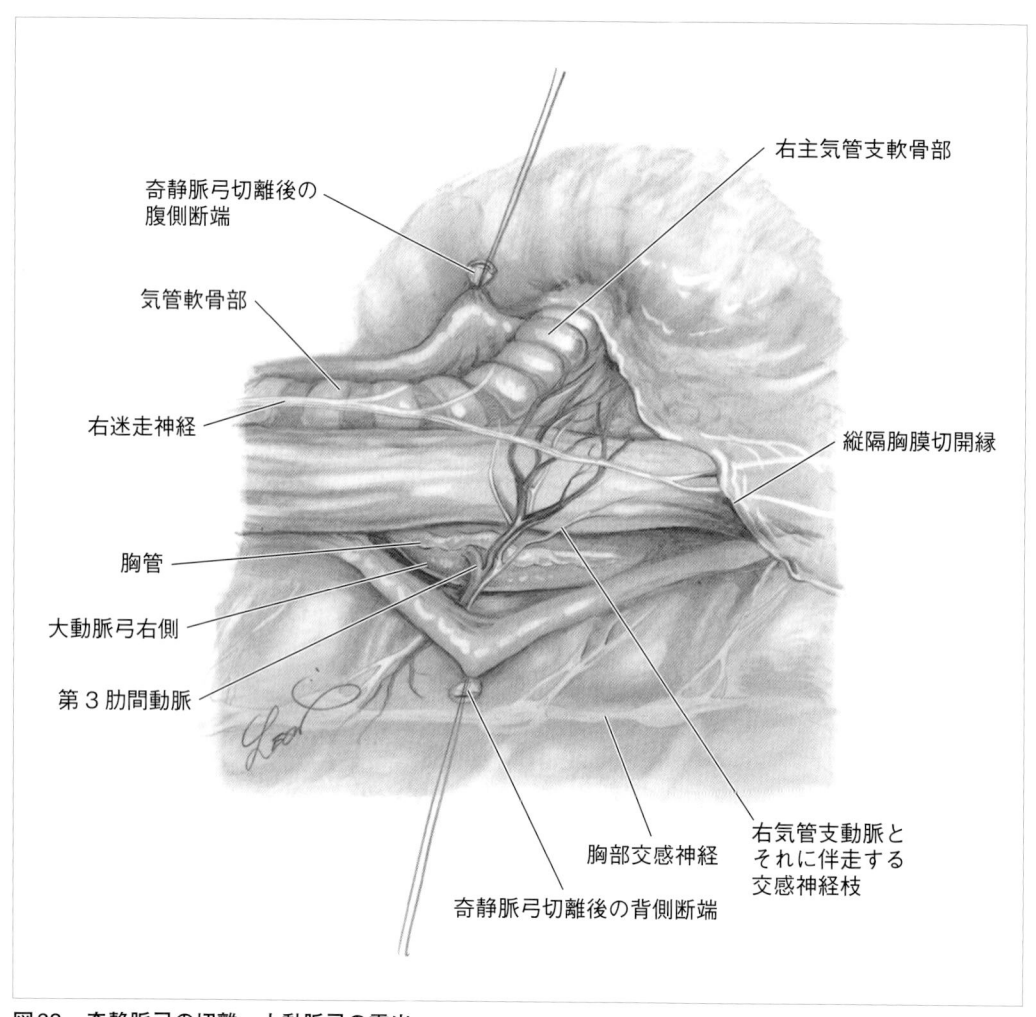

図32. 奇静脈弓の切離，大動脈弓の露出

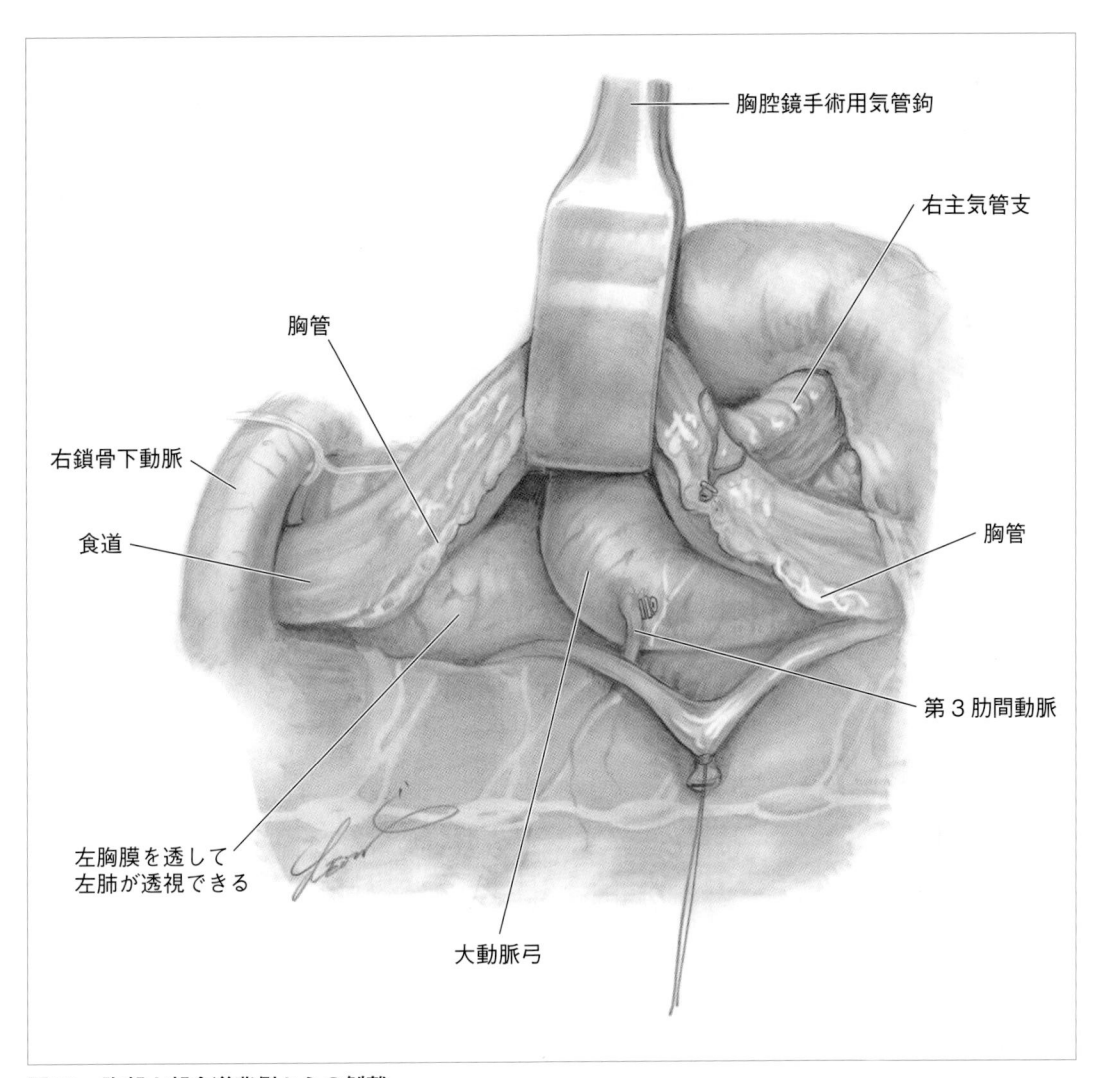

図33. 胸部上部食道背側からの剥離

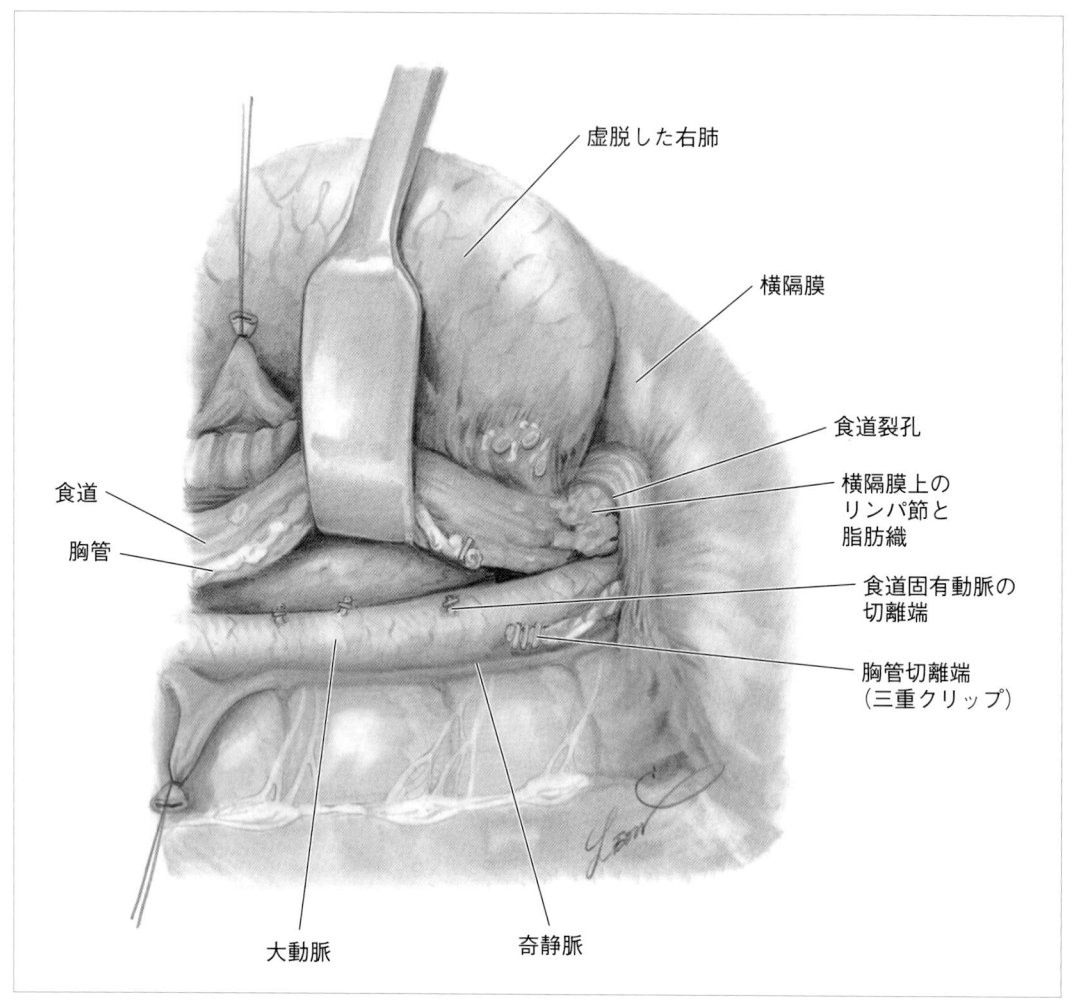

図34. 胸部中下部食道背側からの剥離

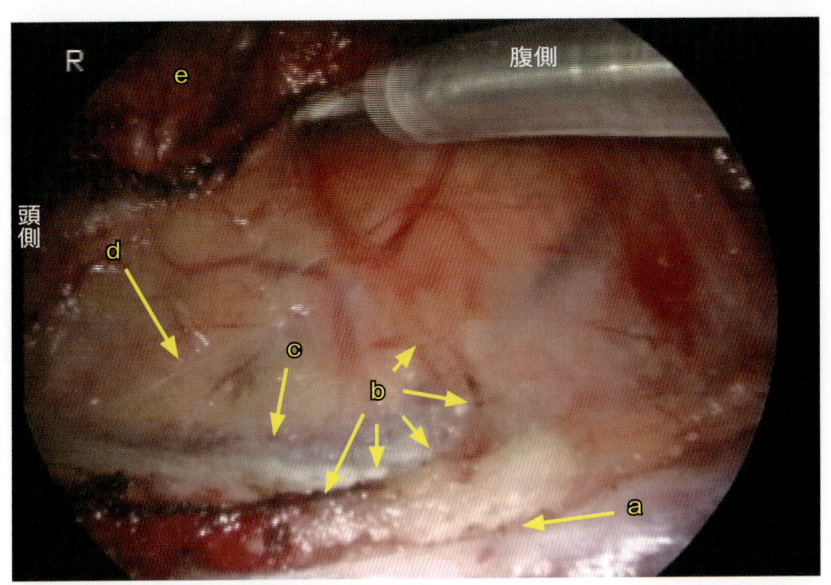

図35. 胸部上部食道の椎体前縁からの剥離
縦隔胸膜，右胸部交感神経節からの枝を切離し，椎体前縁を露出するように食道背側を剥離する
a；右胸膜切離縁，b；交感神経枝切離縁，c；露出された椎体前縁，d；左胸部交感神経節からの枝，e；剥離された食道（縦隔マップC-2）

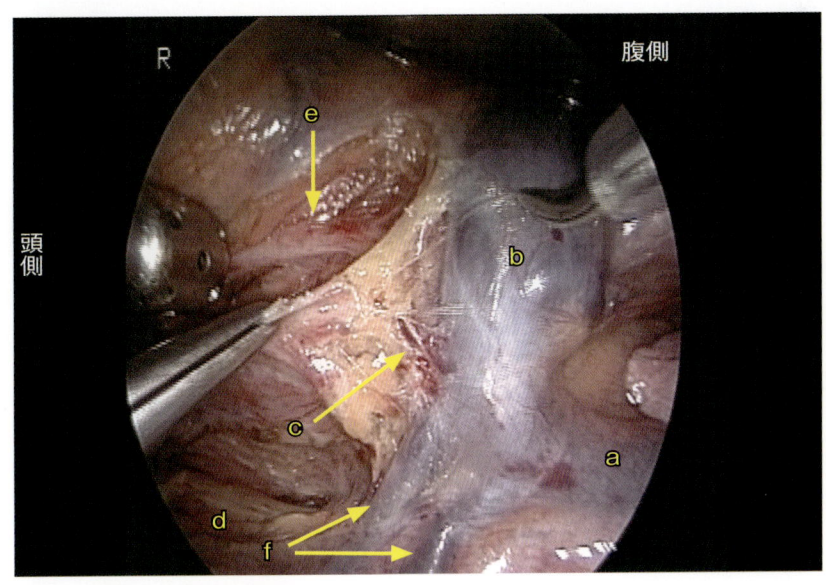

図36. 奇静脈弓頭側の剥離
静脈壁を露出する層で剥離すると出血をみない．この症例では弓より頭側に分枝が出る（c）
a；奇静脈，b；奇静脈弓，c；弓頭側の分枝，d；椎体，e；右迷走神経，f；肋間静脈（縦隔マップB・C-3）

次に，奇静脈弓の尾側縁に沿って胸膜を切開し，尾側に向かい奇静脈腹側の静脈壁を露出するように剥離する（**図37**）。このとき，食道腹側縁を腹側に圧排し縦隔胸膜に緊張をかけ，奇静脈弓部から尾側の奇静脈の移行部で奇静脈腹側に接した縦隔胸膜に電気メスで小孔をあけると，奇静脈壁と郭清すべき組織の間に空気が入り，出血をみない切離層が明確となる（**図38**）。奇静脈弓より尾側では数本の食道静脈が大動脈に接して，大動脈血管床の静脈と交通枝を出しながら奇静脈に流入する以外は枝がない（**図39**）。またこの食道枝腹側に出血をみない剥離層が存在する。したがって，胸膜を切開し，奇静脈壁を露出，さらに食道静脈を露出する層で剥離し，食道と大動脈が接する部でこの食道静脈や食道から大動脈血管床に入る細い静脈を凝固切離するとほとんど出血することなく剥離できる。

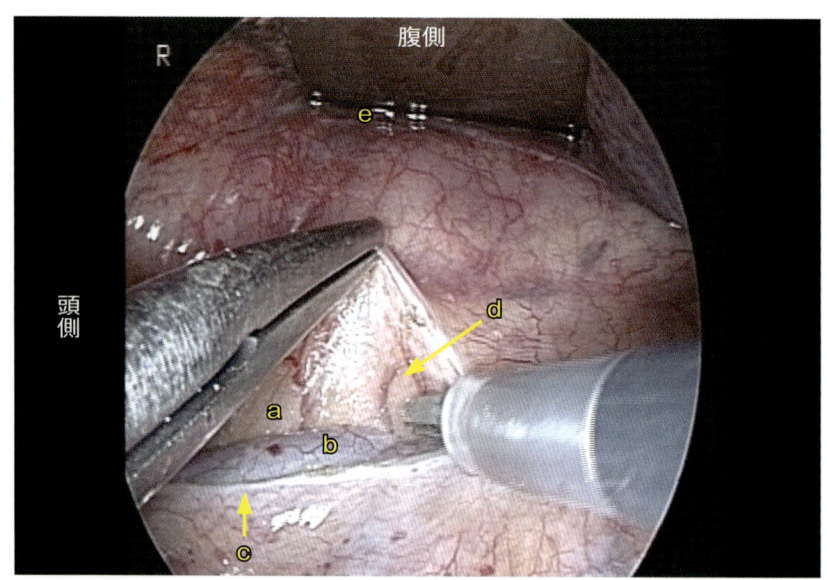

図37．奇静脈の露出
胸膜を切開し奇静脈壁を露出する層で剥離する
a；大動脈，b；奇静脈，c；縦隔胸膜切開縁，d；大動脈血管床の小静脈（大動脈前縁で食道から流入することが多い），e；食道（縦隔マップD-5）

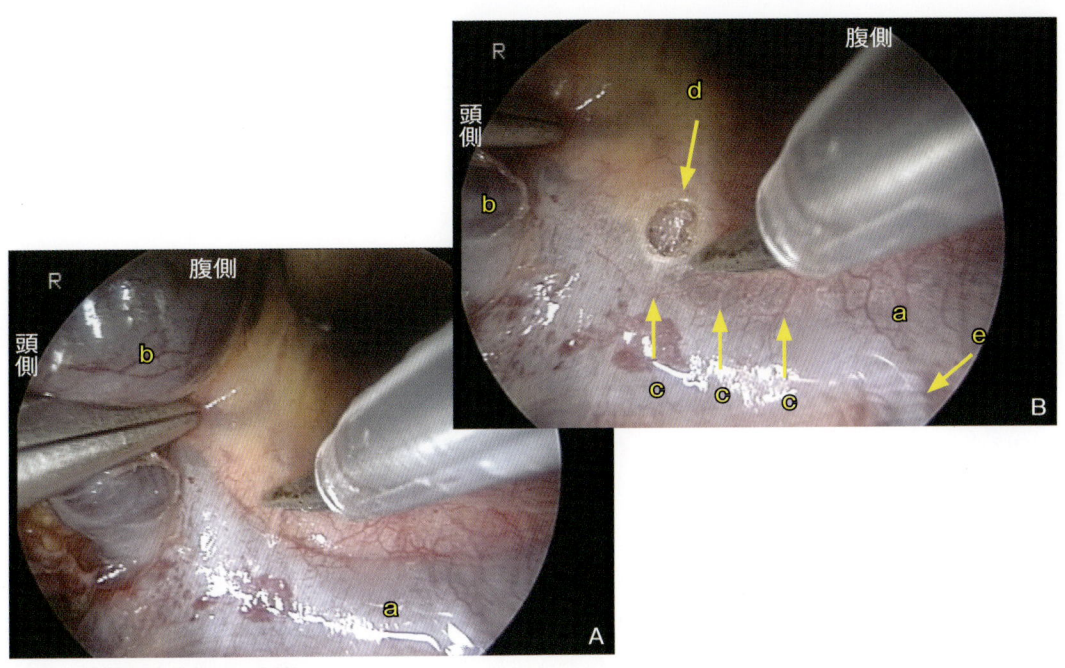

図38. 奇静脈弓部尾側の剥離
奇静脈弓部尾側に適度の緊張を加え（A），奇静脈弓部から尾側の奇静脈の移行部で奇静脈腹側に接した縦隔胸膜に電気メスで小孔をあけると，奇静脈壁と郭清すべき組織の間に空気が入り剥離層が明確となる（B）
a；奇静脈，b；奇静脈弓，c；胸膜切開により侵入した空気により明確となった剥離層，d；縦隔胸膜小切開窓，e；肋間静脈（縦隔マップD-4）

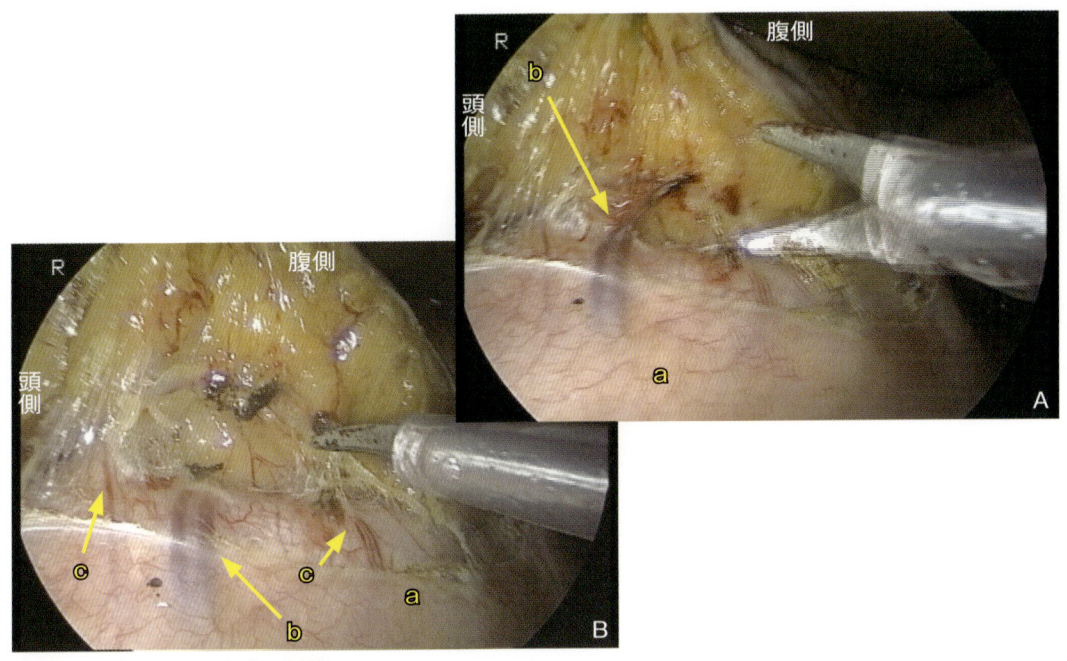

図39. 大動脈からの食道の剥離
食道静脈の同定（A）と凝固止血（B）。食道からの静脈は食道静脈と大動脈血管床の静脈に流入するので，これら小静脈を大動脈から剥離し凝固止血の後に切離すると出血をみない。この操作により大動脈血管床を残す層で剥離層が確認できる
a；大動脈血管床，b；食道静脈，c；食道から大動脈血管床に流入する小静脈（縦隔マップD-5）

(2) 奇静脈弓切離と胸管処理

縦隔胸膜の背尾側の切開が終わると，奇静脈弓尾側の壁を露出するように，縦隔胸膜を腹側に向かい，右主気管支と交差する部まで切開する．この際も，奇静脈弓壁を正しく露出する層がもっとも出血しない層である．奇静脈弓尾側中央部の壁を把持し，右頭側に牽引する．そして，カメラ斜視を利用して弓部左側（内側）をのぞき込むように視野を得て，弓部左側壁を露出する層で剝離すると弓部は容易にほぼ全長にわたり遊離される（図40）．

弓部では時に細い枝があるが，電気メスの凝固で止血される（図41）．右気管支動脈は奇静脈弓左側（内側）に接して走るが，奇静脈側に枝は出さない．奇静脈弓は中央部で二重結紮のうえ切離する．腹側端の結紮糸は小開胸を通して腹側に，背側端の結紮糸はエンドクローズを用いて第6肋間の後腋窩線より背側の胸壁を通して背側に軽度牽引し，縦隔展開の一助とする（図32）．

われわれはT2までの症例あるいはMtより頭側のT3例ではMtより頭側の胸管を，またLtより尾側のT3例では病変部尾側より頭側の胸管を合併切除している．縦隔胸膜切開後，椎体前縁，大動脈血管床を露出するように剝離すると，椎体と大動脈右壁がなす溝に脂肪組織が残り，よく観察するとこの中を大動脈右壁に接して頭尾方向に走行する白色調の胸管が確認される．

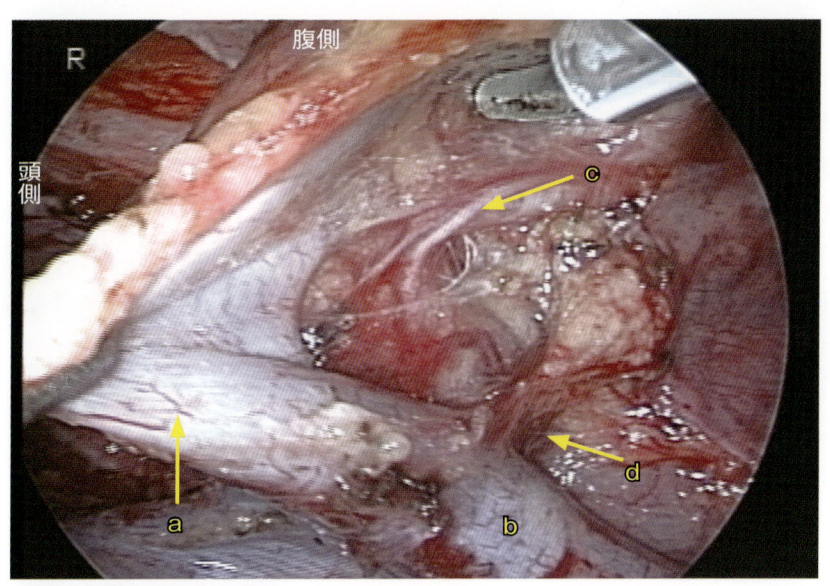

図40. 奇静脈弓左側の剥離
静脈壁を露出する層で剥離すると出血をみない
a；剥離された奇静脈弓, b；露出された奇静脈, c；右気管支動脈, d；食道・大動脈血管床から奇静脈に流入する小静脈（縦隔マップB・C-3）

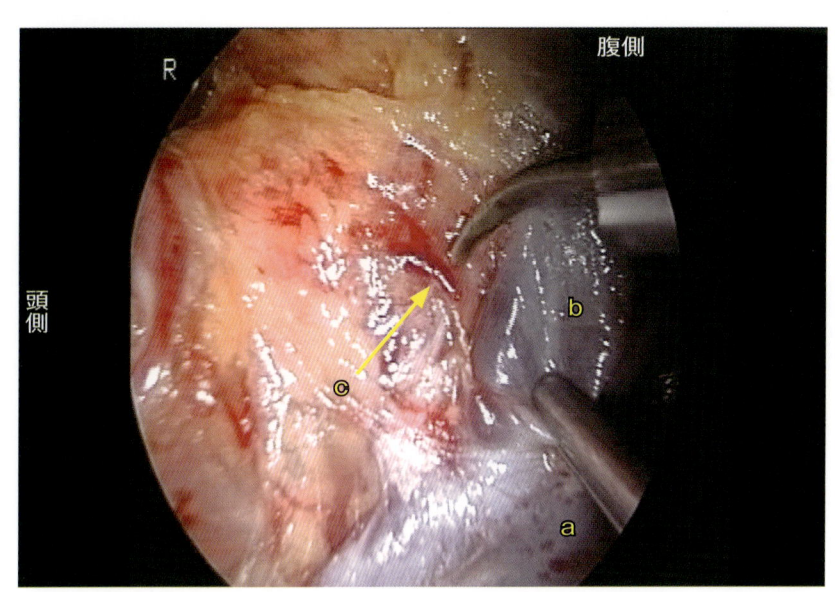

図41. 図36でみられた奇静脈弓の小分枝を凝固切離したところ
a；奇静脈, b；奇静脈弓, c；凝固止血し切離された小静脈（縦隔マップB・C-3）

切離予定部で周囲脂肪組織とともに鉗子で剥離し，3-0絹糸で結紮のうえ，その頭側に二重クリップする（図42）。胸管は鋭的に切離し，切離端の内腔を視認し，胸管全周の結紮による確実な切離を確認している。胸管壁には平滑筋があり，厚みのある特有の断面を呈する（図43）。クリップのエッジによるカッティングで，胸管損傷から乳び胸に至った例を経験して以来，胸管の中枢側は必ず結紮している。われわれは胸管結紮を胸部操作の早い時期に行い，後に結紮部の中枢側が緊満していることを確認すること，また胸管切離端を拡大視し胸管全周が結紮されていることを確認し（図43），確実な胸管結紮の間接的証拠としている。

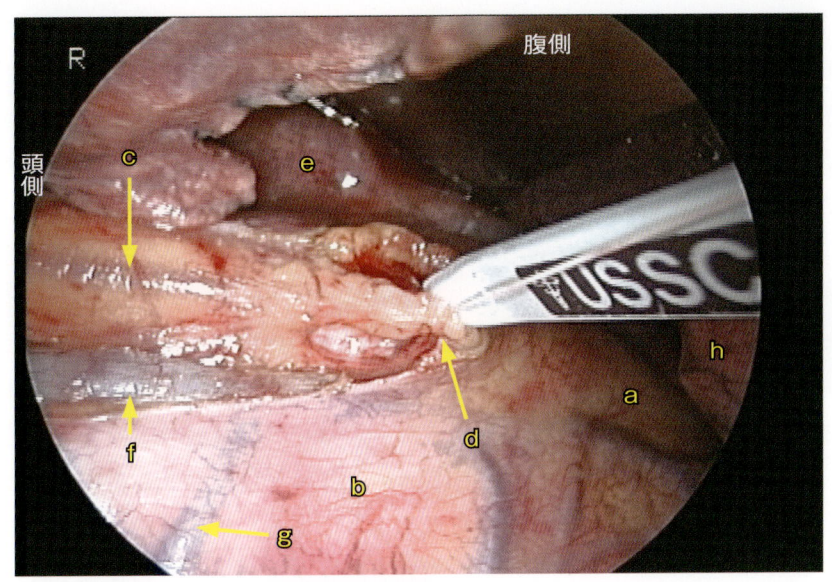

図42. 椎体前縁における胸管の露出と結紮
a；大動脈，b；椎体，c；胸管，d；胸管の結紮点，e；食道，f；奇静脈，g；肋間静脈，h；横隔膜（縦隔マップD-6）

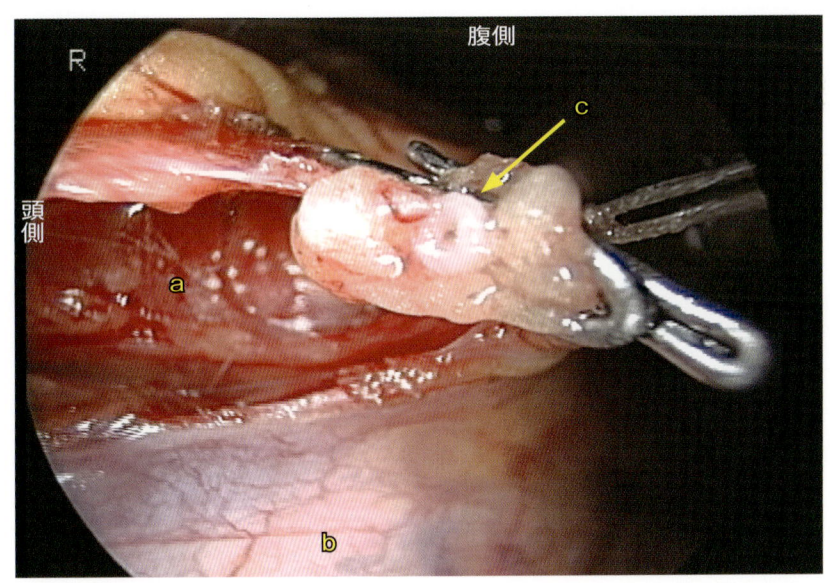

図43. 確実な胸管結紮の確認
胸管壁には平滑筋があり，特徴的な切離面を呈する．その中枢側全周が確実に結紮されていることを拡大視野下で確認する
a；大動脈，b；椎体，c；胸管切離端（縦隔マップD-6）

(3) 下行大動脈の露出と胸部中下部食道背側の剝離

　胸管の頭側切離端を右腹側に牽引し，大動脈血管床に入る細い静脈を凝固止血しながら胸管を奇静脈弓部頭側のレベル（気管支肋間動脈起始部のレベル）まで食道に付けて，下行大動脈から剝離する。この操作では大動脈，胸管間の細い静脈から出血する場合があるが，いずれも大動脈血管床の小静脈からの出血のため，凝固で止血が可能である。胸管周囲にはリンパ節のみならず，時に結合織内に転移癌病巣が存在することがあり，奇静脈腹側の組織をきっちり郭清する必要があると思われる。

　次に，肺門部のレベルから尾側に向かい下行大動脈の血管床を露出するように横隔膜上まで郭清する。前述の血管床に入る小静脈，さらに奇静脈に入る食道静脈を凝固のうえ切離するとほとんど出血をみない（図44）。また，このレベルでは数本の食道固有動脈があるのでクリッピングのうえ凝固切離する（図45）。この下行大動脈からの剝離に際しては大動脈壁と直交する方向にゆっくりと鋏を開くようにすると，血管の損傷による出血を防止できる。とくに，大動脈左側から出る食道固有動脈からの出血は胸腔鏡下では止血が困難であるので，左側の索状物は（あまり多くないが）できるだけクリッピングしておくのが好ましい。この剝離でみられる索状物は，これら脈管と胸部交感神経節からの神経枝である。

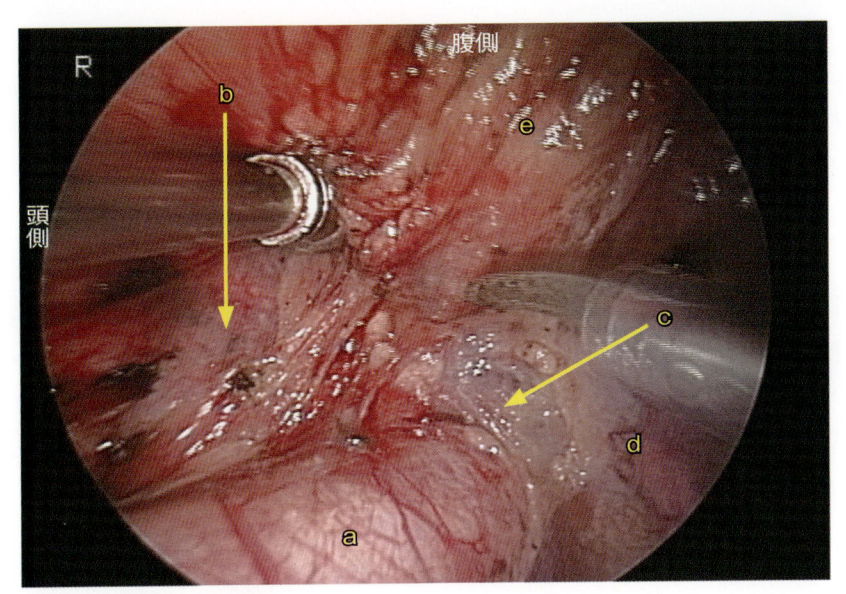

図44. 大動脈からの剝離
大動脈血管床からの小静脈を凝固するとほとんど出血をみない
a；大動脈，b；左胸膜（胸膜のみを残す層で剝離すると左肺が透見できる），c；大動脈裂孔，d；横隔膜，e；剝離された食道（縦隔マップD-6）

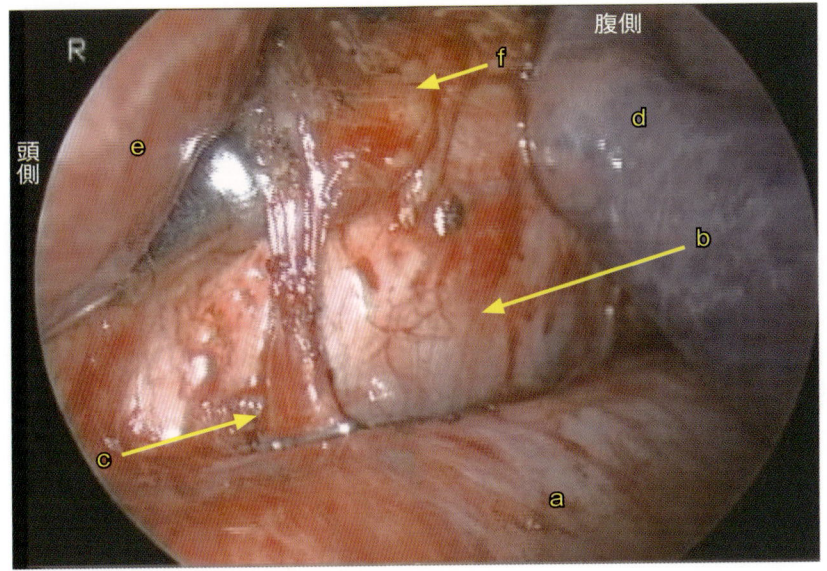

図45. 食道固有動脈の基部でのクリッピング
a；大動脈，b；左胸膜（胸膜のみを残す層で剝離すると左肺が透見できる），c；食道固有動脈（起始部でクリッピングされている），d；肺，e；食道，f；食道固有動脈に接して存在するリンパ節（縦隔マップD-5）

尾側への郭清が終わると，肺門部より頭側の郭清に移る。食道，肺門部を強く腹側に圧排し，広い術野と食道全体の腹側への牽引を得る。この部では胸部交感神経幹から肺門に向かう神経枝など索状部が食道周囲に密に存在する。大動脈周囲の組織を右腹側に把持牽引することにより大動脈血管床直上で結合織がやや疎となったところを前述と同様に大動脈と直交する方向に剥離し，残った索状物を凝固切離などにより処理していく（図39）。これもほぼ奇静脈弓部頭側のレベル（気管支肋間動脈起始部のレベル）まで行う（**図46**）。続いて，食道を強く腹側に圧排し，左胸膜のみを残して，左肺が透見できる層で腹尾側に向かって剥離する。胸膜上に正しく入ると，原則として胸膜に流入出する血管はないのでこの操作は切離ではなく，胸膜を残して剥くように出血することなく行える（**図47**）。

　食道病変が大きく，術野確保が困難な場合は左胸膜の露出はできる範囲にとどめ，後述する食道切離後に食道を反転してこの部の剥離を行うのが安全である。しかし，食道と下行大動脈との間はこの操作によって剥離をすませておくべきである。食道切離後に食道を反転して食道病変部と大動脈との剥離を行うのは，食道固有動脈の引き抜きによる大動脈損傷などリスクが大きい。また，下行大動脈の血管床を露出する層で剥離し，食道病変部で剥離層を見い出せなくなった場合は鏡視下手術の限界と考え，躊躇なく開胸に移行すべきである。

Ⅱ．手技の実際　47

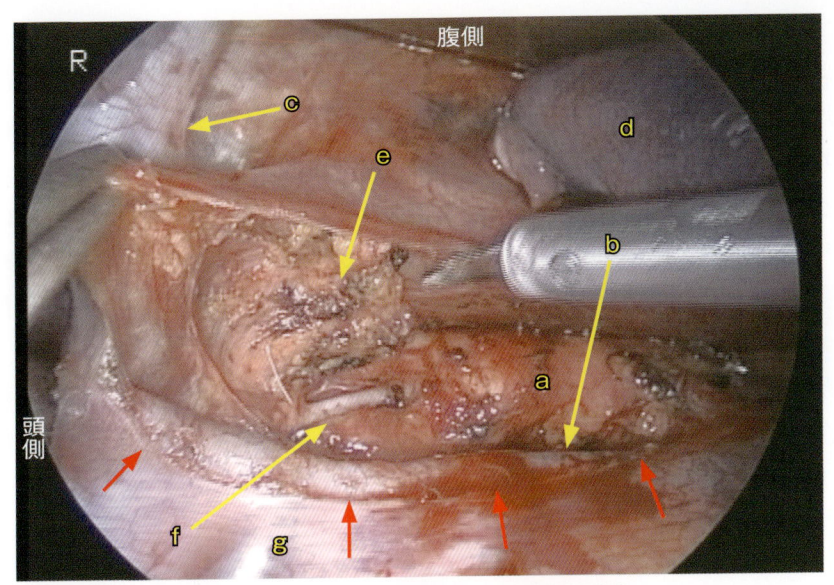

図46．食道を胸管とともに大動脈から剝離する（奇静脈弓部）
a；大動脈，b；奇静脈，c；奇静脈弓，d；肺，e；胸管を含む脂肪組織，f；右第3肋間動脈，g；肋間静脈，赤矢印；縦隔胸膜切離縁（縦隔マップD-4・5）

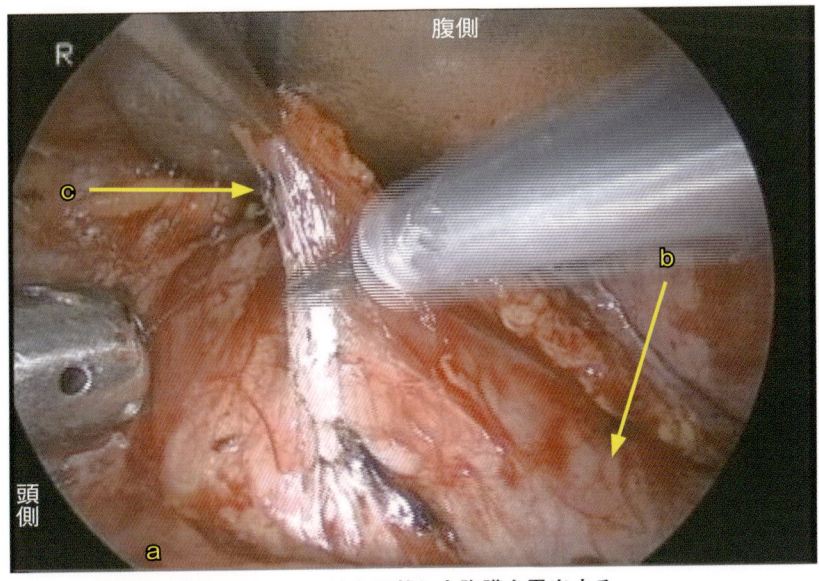

図47．左胸部交感神経幹からの枝を切離し左胸膜を露出する
a；大動脈，b；左胸膜（胸膜のみを残す層で剝離すると左肺が透見できる），c；左胸部交感神経幹からの枝を切離し左胸膜を露出する層で剝離することにより食道とともに切除される結合織（縦隔マップC-5）

(4) 右気管支動脈の処理と大動脈弓部右側の露出

　右気管支動脈分岐部より中枢側に向かって気管支肋間動脈（通常第3肋間動脈に相当する）の腹側を起始部まで剝離する。これにより大動脈弓部右側壁に達する。大動脈血管床を露出する層で腹側に向かって剝離すると，尾側では前項（3）で胸管を右腹側に牽引しながら剝離してきた層とつながる。胸管は食道とともに剝離される。右気管支動脈を第3肋間動脈との分岐部で二重クリップの後に切離する（図48）（われわれはこれまでほぼ全例で右気管支動脈を切離しているが，血流障害が原因の気管・気管支の壊死は経験していない）。この部の剝離では胸部胸管神経節からの神経枝が多く肺門に入る。とくに太い枝が肋間動脈に沿って走り，気管支動脈に乗り換えるように伴走し，肺門に至る枝がある（図49）。多くの索状物があるが，椎体レベルで腹側に向かうものはほとんどが交感神経の枝で鋭的に切離が可能である。この神経枝を確認し切離していくと，後方に緩く固定されていた縦隔構造が徐々に開放されていくのが実感される。

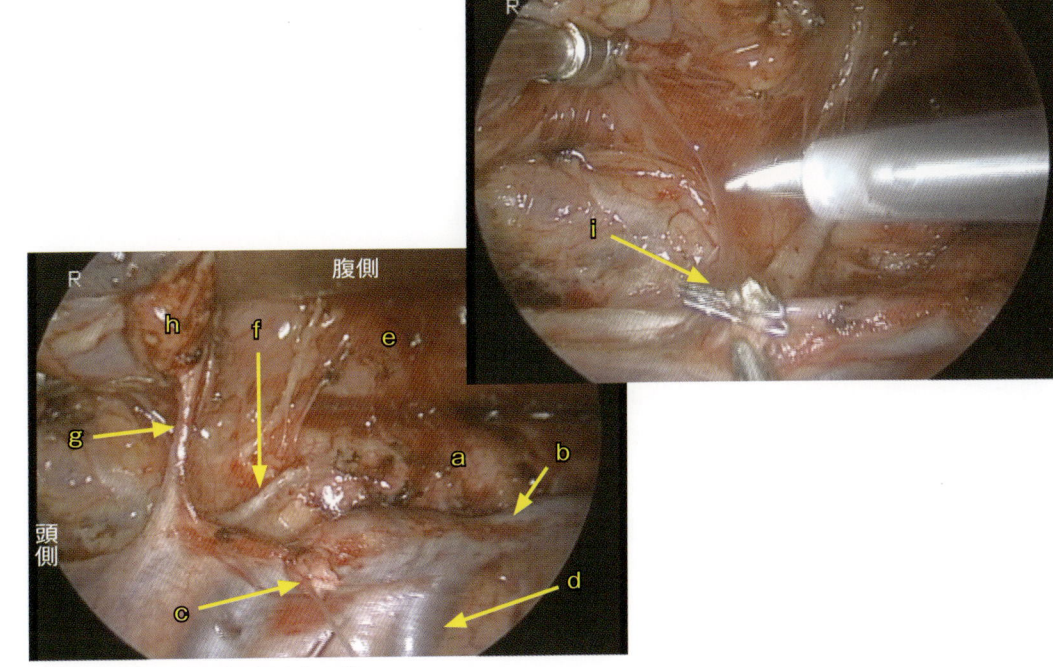

図48. 右気管支動脈の露出と切離
a；大動脈，b；奇静脈，c；結紮切離した奇静脈弓（結紮糸を牽引することにより縦隔展開の一助とする），d；肋間静脈，e；食道，f；右第3肋間動脈（肋間気管支動脈），g；右気管支動脈，h；気管支動脈に沿って存在するリンパ節，i；右気管支動脈切離端（縦隔マップB・C-3）

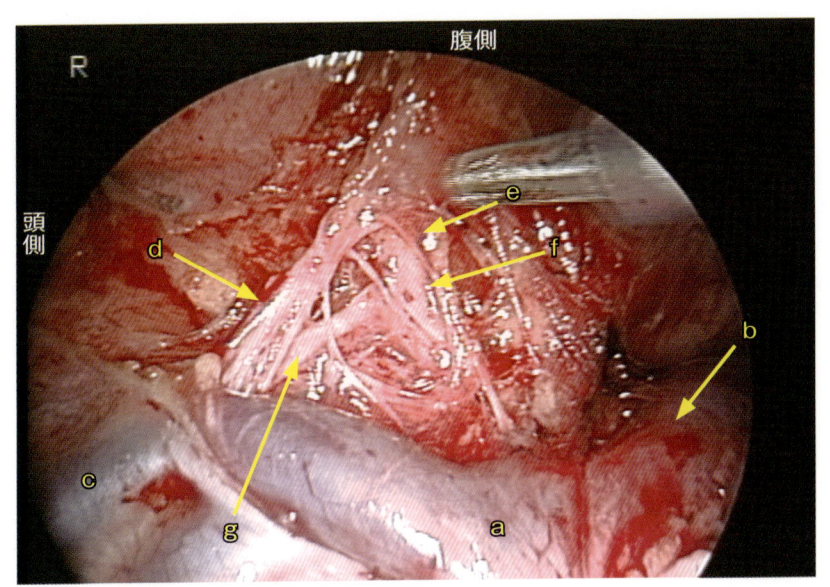

図49. 気管支動脈に沿って肺門に至る交感神経枝
a；結紮切離した奇静脈弓，b；奇静脈，c；肋間静脈，d；気管支動脈に沿って肺門に至る交感神経枝，e；右気管支動脈，f；右第3肋間動脈（肋間気管支動脈），g；右気管支動脈（縦隔マップC・D-3）

大動脈血管床を露出する層で，腹側へは左主気管支のレベルまで剥離する。血管床を露出する層で剥離することにより左反回神経の損傷は避けられる。また，頭側へは同様に大動脈弓部頭側と左胸膜反転部で形成される溝を露出しておく（**図50**）。次に，食道背側に気管鉤をかけ，強く腹側に圧排して大動脈弓の小彎側の剥離を行う。これも大動脈壁と直交する方向にゆっくり剥離する。この部では大動脈から腹尾側に向かう左気管支動脈があるので，温存する。脈管走行を確認し，食道に入るもののみを凝固切離する。この部の剥離に際しては大動脈壁に沿った方向の剥離は弓部内側の動脈の引き抜き損傷をきたす危険があるので，絶対に慎むべきである。弓内側からは頭側から尾側に向かい食道に入る太い左迷走神経がある。これは後に食道を切離反転してから，肺枝を温存して切離する。

　ほとんどの例で右気管支動脈は第3肋間動脈から分岐する。時に第4肋間動脈やまれに第2肋間動脈が存在し，これより分岐する場合がある。さらに，大動脈弓部右側壁から独立分枝し右肺門に至る例もある。分枝の状況によっては食道左側をまわって食道腹側から右肺門に至る例もあるので注意が必要である。

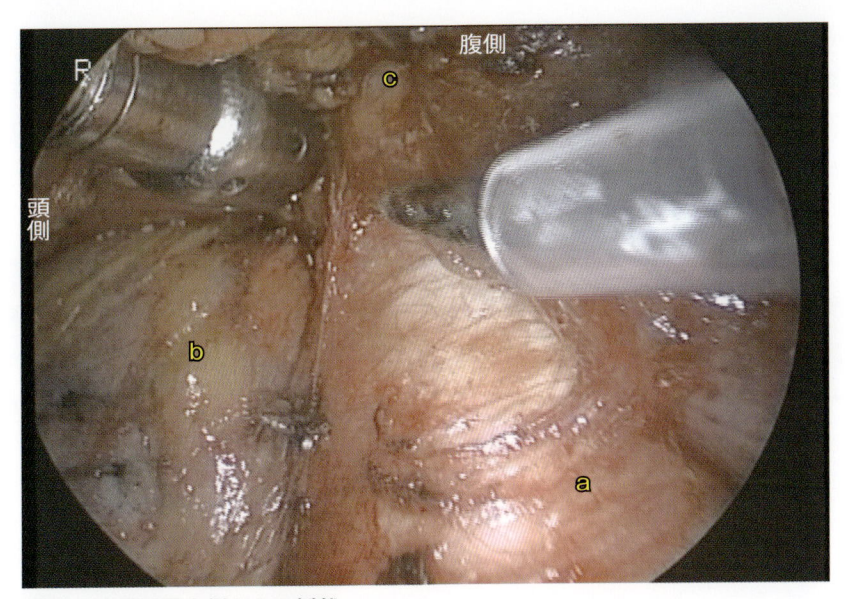

図50. 大動脈弓右側からの剥離
a；大動脈弓，b；左胸膜を介して肺が透見できる，c；食道（縦隔マップB・C-3）

(5) 胸部上部食道背側からの剥離

　前縦靱帯を露出するように椎体前縁を切離し，左胸膜のみを残し左肺を透見する層に入る（**図51**）。これには結果として，右側より順に，右縦隔胸膜，右胸部交感神経幹からの神経枝，左胸部交感神経幹からの神経枝を切離する必要がある。正しく左胸膜のみを残す層に入ると，原則として胸膜からは血管が出入りしないので中下縦隔と同様に，剝くように剥離が可能である（**図52**）。この剥離を腹側に進め，縦隔胸膜が左側に反転する部で左鎖骨下動脈の拍動が確認できる血管鞘を確認できる部まで進める（**図53**）。尾側では大動脈弓部頭側の剥離層につながる。この剥離により左反回神経の左側がある程度剥離されたこととなり，左反回神経周囲郭清時に食道を背側に牽引することにより，左反回神経が周囲組織とともに術野に引き出されてくることとなる。

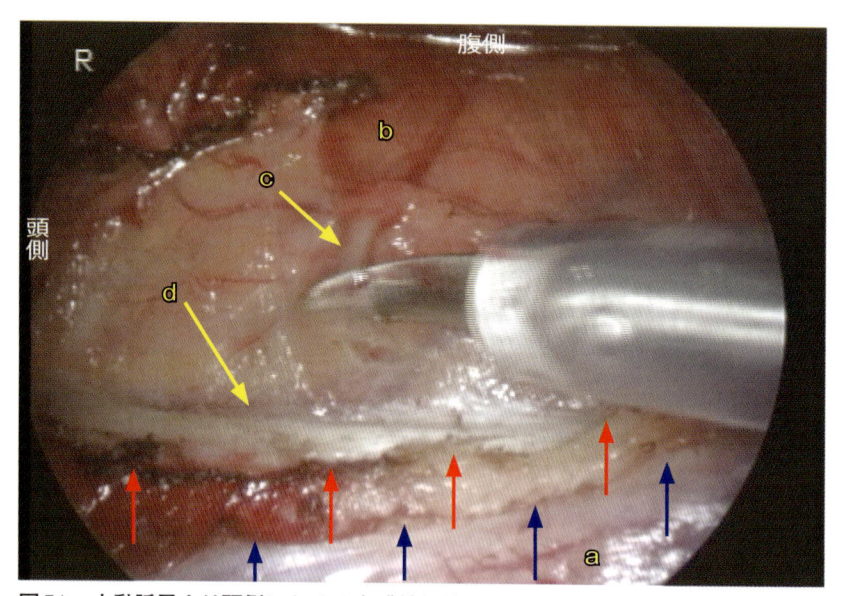

図51．大動脈弓より頭側における交感神経枝の切離
a：椎体，b：左縦隔胸膜，c：左胸部交感神経幹からの神経枝，d：前縦靱帯，青矢印；右縦隔胸膜切離縁，赤矢印；右胸部交感神経幹からの神経枝の切離縁（縦隔マップC・D-2）

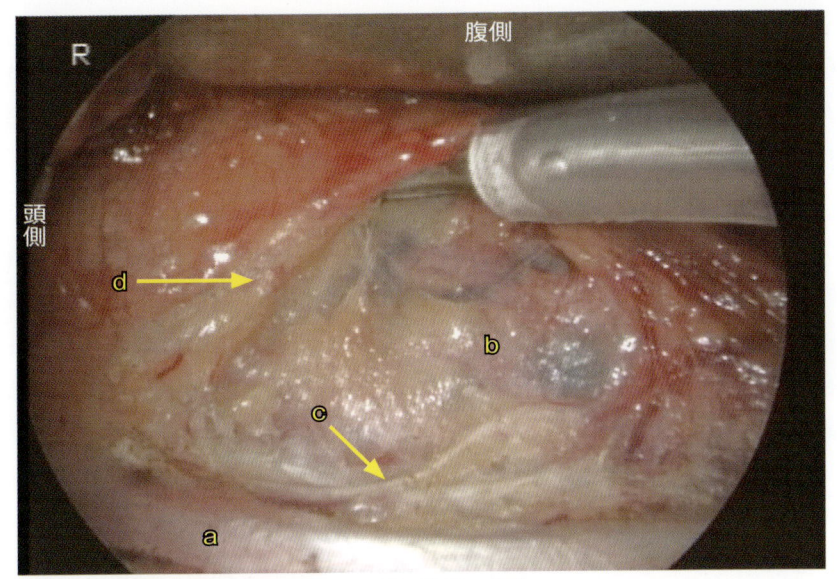

図52. 大動脈弓より頭側における左縦隔胸膜の露出
a：椎体，b：左縦隔胸膜（左肺が透見できる），c：左胸部交感神経幹からの神経枝，d：左胸部交感神経幹からの枝を切離することにより食道とともに切除される組織（この中に胸管が含まれる）（縦隔マップC・D-2）

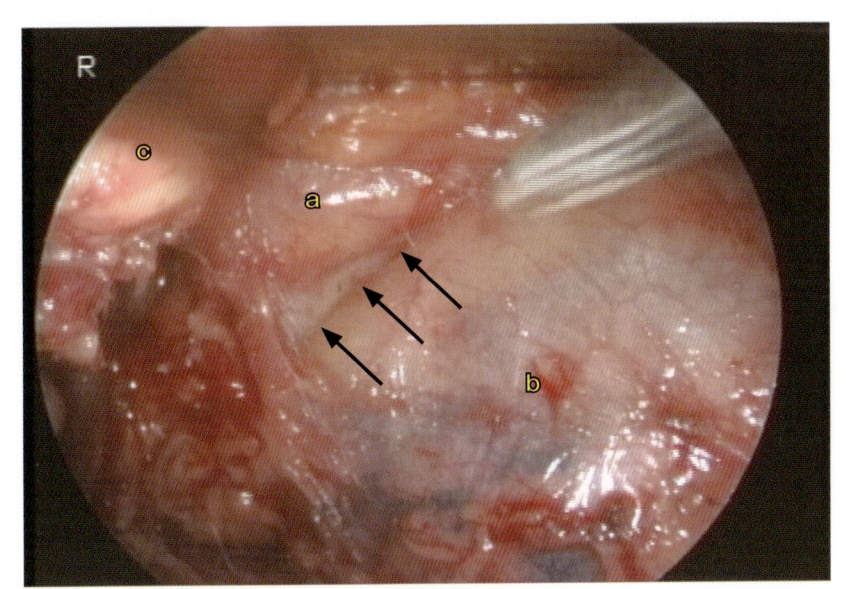

図53. 大動脈弓より頭側における左縦隔胸膜の露出
剝離を腹側に進め左鎖骨下動脈血管鞘を露出する
a：露出された左鎖骨下動脈血管鞘，b：露出された左縦隔胸膜（左肺が透見できる），c：剝離された食道，黒矢印：左縦隔胸膜が左に反転する部（縦隔マップA-1・2）

(6) 奇静脈弓切離・食道背側からの剝離における注意点

　奇静脈弓左側を十分に剝離しないまま，リニアステープラーなどで弓を切離する操作をよくみるが，これは危険で出血をきたしやすく，気管分岐部レベルのもっとも解剖が複雑な部のオリエンテーションを困難にする。必ず確実に解剖層を出し，確認しながら，右側から次第に左側（深部）に入るように心掛ける。奇静脈が確実に露出されていると，奇静脈からの出血は容易にコントロールされる。逆に露出されていない状況で奇静脈から出血すると，出血点が不明で，また出血により脂肪織が赤く染まり，ますますコントロール困難となる。大動脈周囲の剝離に超音波凝固切開装置を用いる場合はフロンタルキャビテーションに注意が必要である。胸腔鏡下手術では鉗子は大動脈などの縦隔構造に直角に向かう傾向がある。

　大動脈に接してbulkyな食道病変が存在する場合，病変部の急激な腹側への圧排は危険である。食道癌の大動脈への浸潤はまず食道固有動脈を介して行われる。急激で強い牽引によりこの部の損傷が起こり得るが，食道固有動脈起始部で損傷されると，大動脈に穴が開くこととなる。

　気管支肋間動脈腹側を露出するように剝離すると胸管は食道に付けて剝離される。もし，この操作によっても胸管を切除食道側に見い出せない場合は左胸管の可能性がある。左胸管は通常，大動脈弓頭側で，背側寄りの部で術野に現れ，右胸管と同様に左鎖骨下動脈の腹側，左反回神経の背側を通って左頸部に向かう。胸管が通常の位置に確認できない場合は，この亜型を考慮に入れ確認が必要である。

3）食道腹側の剝離
(1) 気管分岐部尾側における食道腹側の剝離

奇静脈弓左側壁（弓内側壁）を露出するように，右迷走神経と交差する部まで腹側に剝離する．右主気管支のレベルで，右迷走神経の右側を腹側，あるいは腹尾側に向かって走る右気管支動脈を右迷走神経と交差する部でクリッピングの後に切離する（**図54**）．この動脈は食道の右側で通常2本に分岐し肛門に至るが，1本の場合もある．右迷走神経を神経上膜が露出される層で剝離し，気管分岐部より頭側の迷走神経食道枝を根部で切離しておく．次に，奇静脈弓より尾側の縦隔胸膜を背側に牽引し，食道腹側に沿って気管分岐部リンパ節の尾側まで切開する（われわれは気管分岐部リンパ節は食道とは分けて郭清している）．これより尾側では切開線を右腹側に移し，右下肺静脈背側，心囊を露出するように剝離を進める（**図55**）．そして，右肺下葉を腹側に圧排し，肺間膜を肺付着部で切離する．さらに，横隔膜上まで胸膜を切開する．

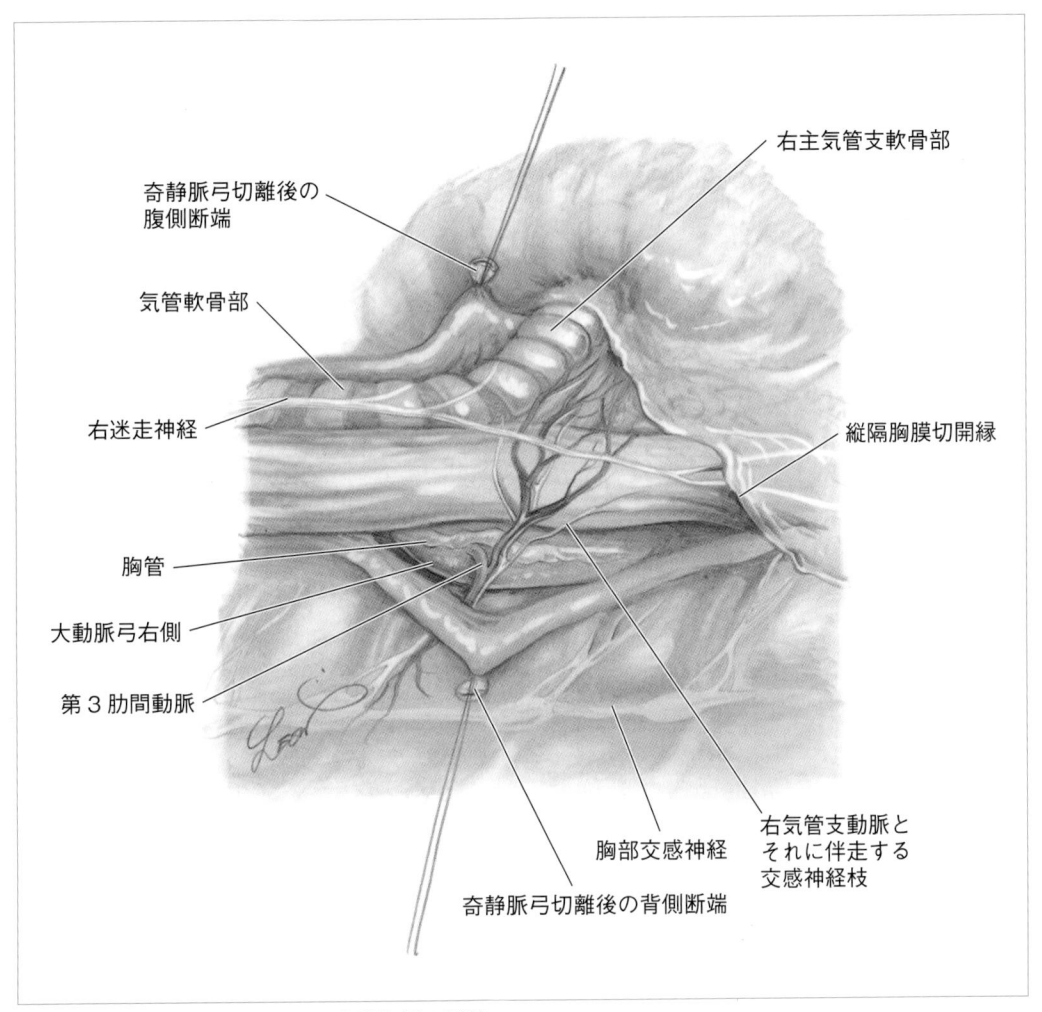

図54．気管分岐部尾側における食道腹側の剝離

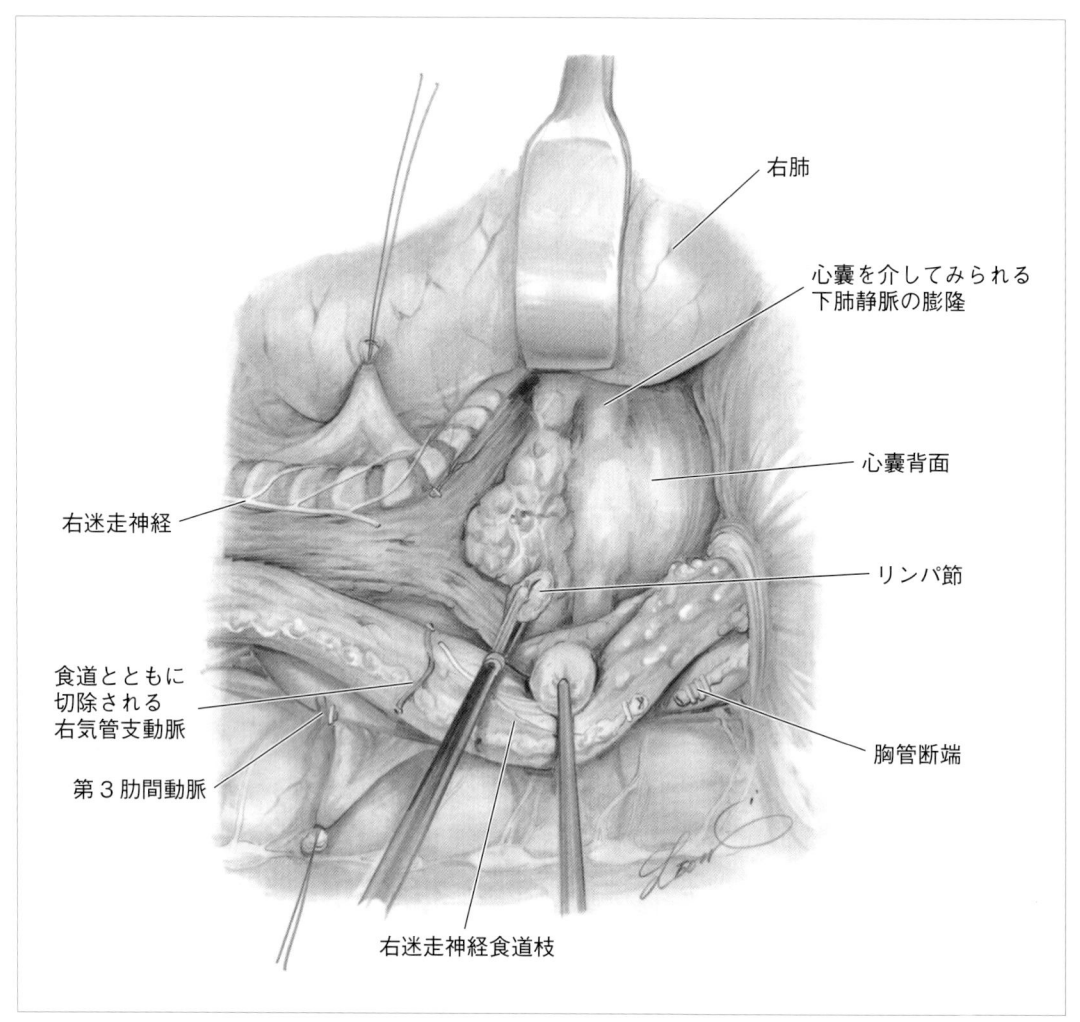

図55. 食道腹側, 心嚢からの剝離

　続いて, 肺間膜, 食道腹側の脂肪織を食道に付けるように剝離し, 心嚢背側の線維膜を露出する (図56)。再び気管分岐部に戻り, 分岐部から右主気管支を腹側に圧排し, 食道腹側を背側に牽引しながら, 食道と気管分岐部リンパ節の間を剝離する。このとき, リンパ節被膜を損傷しないように注意する。このリンパ節群と食道の間にはリンパ管と, ごく細い静脈が存在するのみで止血を要することはまれであるが (図57, 58), 左主気管支頭側から右尾側にリンパ節被膜上を左気管支動脈が走ることがある。気管分岐部リンパ節の尾側縁に達すると, 先ほどの右縦隔胸膜切開線を境界とし, その左側の脂肪織を食道に付けるように心嚢を露出する層で剝離する。この剝離操作は狭い範囲で左側に向けて行うのではなく, ある程度広い範囲で頭側から尾側へ順次移動しながら, 左側へ向けて剝離する。目標は心嚢と左胸膜との癒合部である。心嚢を正しく露出する層に入るとごくわずかな出血をみるのみで, 出血点も容易に確認できる。

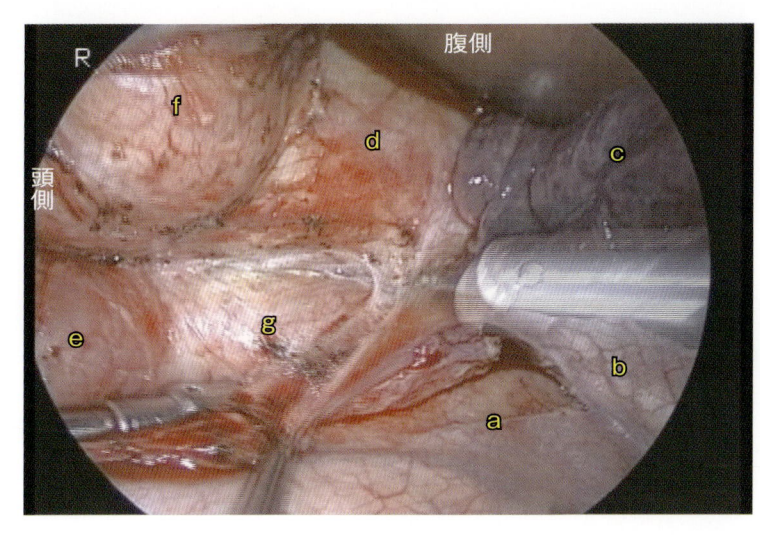

図56. 食道腹側の剥離，心膜の露出
a；大動脈，b；横隔膜，c；肺，d；心囊，e；食道，f；下肺静脈，g；左胸膜（左肺が透見できる）（縦隔マップC-5・6）

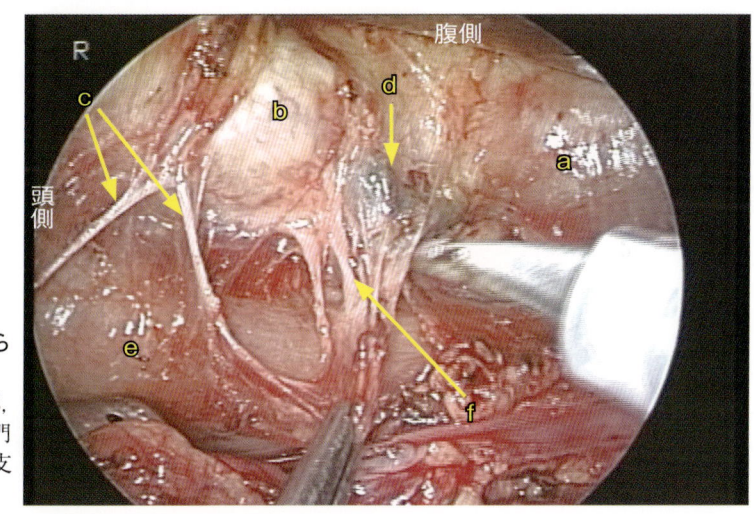

図57. 食道腹側左主気管支からの剥離
a；心囊，b；左主気管支膜様部，c；右迷走神経の枝，d；左肺門リンパ節，e；食道，f；気管支食道筋（縦隔マップB-4）

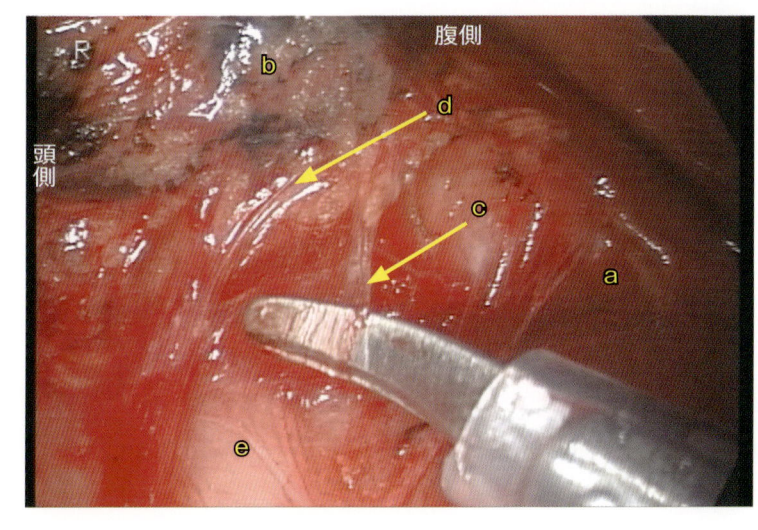

図58. 食道と気管分岐部リンパ節間のリンパ管
a；心囊，b；気管分岐部リンパ節，c；リンパ管，d；小静脈，e；食道（縦隔マップA・B-5）

(2) 気管分岐部頭側における食道腹側の剝離

前述の剝離で食道尾側半分は左側のごく一部を残し遊離されているので，これを背側に牽引し，右主気管支を腹側に圧排することにより，食道腹側にスペースを得る。そして，食道を気管膜様部から剝離する（図59）。肺門レベルでは食道は左主気管支の背側にある。

食道と気管・気管支を固定しているとされる気管食道弾性腱束・気管食道線維組織（食道と左主気管支の間にも存在する）は外側縁の線維が強く，この部を血管が走ることが多い（図60）（胸部交感神経幹からの神経枝も走る）。この外側縁の支持組織より内側はごく粗な線維をみるのみで，血管やリンパ節はまれである。この解剖を理解し，前述の尾側食道の剝離と同様に，この剝離操作は狭い範囲で左側に向けて行うのではなく，ある程度広い範囲で尾側から頭側へ，腕頭動脈の頭側まで，順次移動しながら，左側へ向けて剝離する。目標は気管・左主気管支軟骨部左側縁である。肺門レベルでは食道は左主気管支の背側にあるので，この剝離により左主気管支肺門部まで剝離されることとなる。左主気管支の膜様部に左気管支動脈が走ることがあるので，この部では食道壁に沿って剝離する。

食道と気道は同一原基から発生するため，気道から剝離された食道は壁が露出される結果となる（この部には外膜もない。食道癌手術で食道壁が露出されるのはこの部のみである）。このため鑷子による把持牽引は食道縦走筋層を損傷するおそれがあり，また上部食道は吻合にも供される。われわれはチェリーダイセクター®を用い食道を鈍的に圧排し，剝離している。また，気道膜様部よりの剝離に際しては，気道側に寄らず，食道を露出するようにしている。この操作により気道膜様部よりの出血（膜様部血管損傷）を防止することができる。気管支動脈を温存しても膜様部血管損傷により血流障害が発生することを常に念頭におくべきである。

(3) 食道腹側の剝離における注意点

食道腹側の剝離は，心嚢，気道膜様部などのある程度広い面の露出である。したがって，狭い範囲で深く入るよりも，広い範囲で徐々に深く入っていくのが剝離面を保つうえで有利である。このため広く縦隔を圧排展開する必要がある。尾側では心臓圧排による血圧低下に注意が必要である。心臓を圧排する場合は必ず麻酔医に告げ，血圧，脈の監視を強化する。血圧が低下すれば，圧排を解除し回復を待つのが原則である。

原則的に腹側から食道に流入出する血管はない。したがって，この操作で出血（膜上で確認できる小出血を除く）するときは剝離すべき解剖層を誤ったと理解し，止血とともに剝離層の確認が必要である。ある程度腫瘍が大きくても心嚢よりの剝離は鏡視下で可能であるが，心嚢を露出する層で行っても剝離が困難な場合は心嚢浸潤を疑い，開胸に移行すべきである。心嚢浸潤のみであれば合併切除により容易にR0を得ることができる。

気道膜様部に大きな腫瘍が接する場合は鏡視下手術の適応外としている。気道膜様部の剝離に際しては十分な止血のもとに，解剖を必ず確認して行うべきである。また，エネルギー源の使用も細心の注意が必要である。筆者は剝離がすみ，露出された膜様部に気管圧排鉤をかけ，展開と膜様部保護を行っている。気管・気管支の圧排に先端が鋭な鉤を用いる場合は，滑った際に鉤の先端で膜様部を損傷する可能性があるので注意が必要である。

II．手技の実際　59

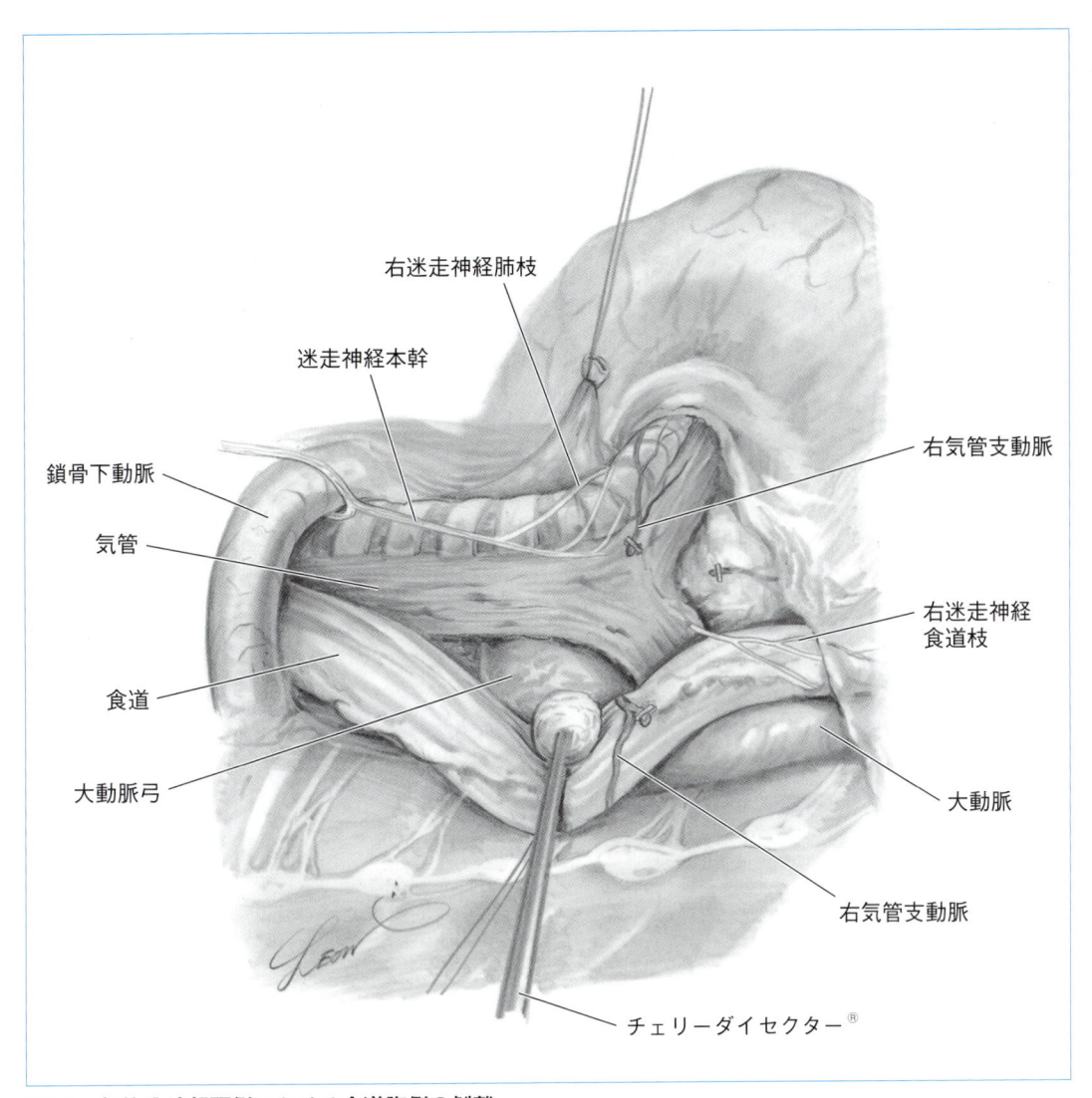

図59．気管分岐部頭側における食道腹側の剥離

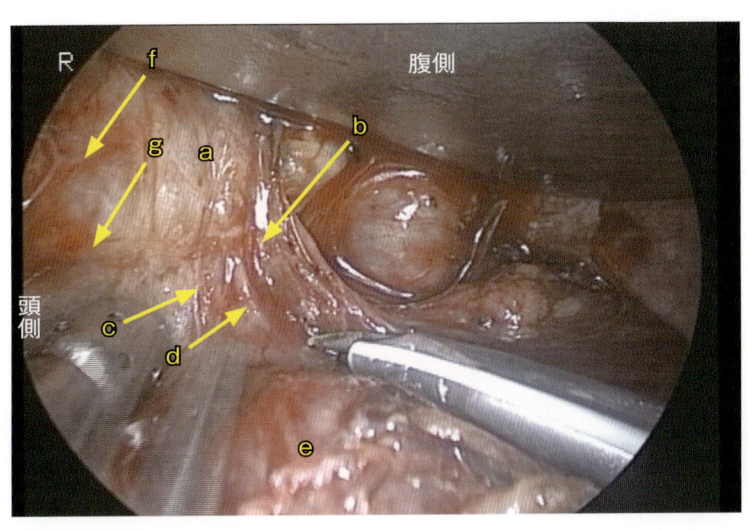

（ラベル：右迷走神経肺枝，迷走神経本幹，鎖骨下動脈，気管，食道，大動脈弓，右気管支動脈，右迷走神経食道枝，大動脈，右気管支動脈，チェリーダイセクター®）

図60．気管膜様部左側縁における気管食道筋束（小血管，交感神経枝が走る）

a；気管膜様部，b；気管・食道間の小静脈，c；交感神経枝，d；気管・食道間の筋束，e；食道，f；気管膜様部上を走る迷走神経枝，g；気管膜様部左縁（縦隔マップB-4）

4）横隔食道間膜の切離
（1）横隔食道間膜の切離
次に，術野を縦隔の最尾側にとる。第5肋間のポートからでは，体格によって鉗子が届かない場合があり，このときは第7肋間前腋窩線・中腋窩線のポートを執刀医が使用する。

食道背側で大動脈血管床を露出するように剥離した尾側端と，食道腹側で心嚢を露出するように剥離した尾側端を結ぶように横隔食道間膜を横隔膜側で切開し，裂孔の筋束に少し切り込むように切離する（図61）。この部は筋肉より出血するため，電気メスで凝固しながら切離する。切離線の展開と出血点を見い出すために，裂孔部腹側を右腹側に強く圧排牽引する必要がある。

（2）下大静脈左側の剥離
横隔食道間膜を切離し，食道背右側を十分に剥離した後，下大静脈が心嚢に入る頭側を心嚢を露出するように剥離すると，やや黄色調が強い脂肪が下大静脈左側から膨出するのが観察される。この部まで胸腔内から剥離しておく（図62）。この部の脂肪織内には，転移頻度は高くないが多くの小さなリンパ節がある。これらは食道とともに，腹腔側から郭清されるが，裂孔を開大しても，腹部操作では腹側に張り付いた脂肪織となるため，剥離の腹側を胸腔内から見い出しておく必要がある。以上の操作によって，奇静脈弓頭側と同様に，右側の縦隔胸膜が食道とともに切除されることとなる。

Ⅱ．手技の実際　61

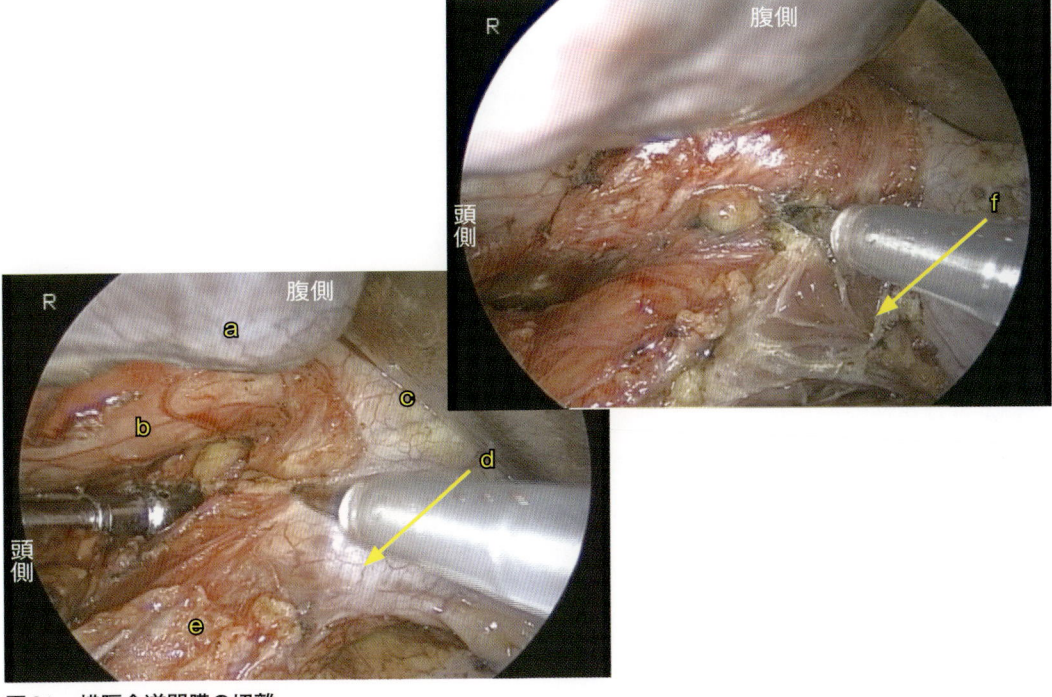

図61．横隔食道間膜の切離
a；肺，b；心囊，c；横隔膜，d；横隔食道間膜，e；食道，f；横隔食道間膜の切離（裂孔部の筋肉を一部食道に付けて切除する）（縦隔マップC・D-6）

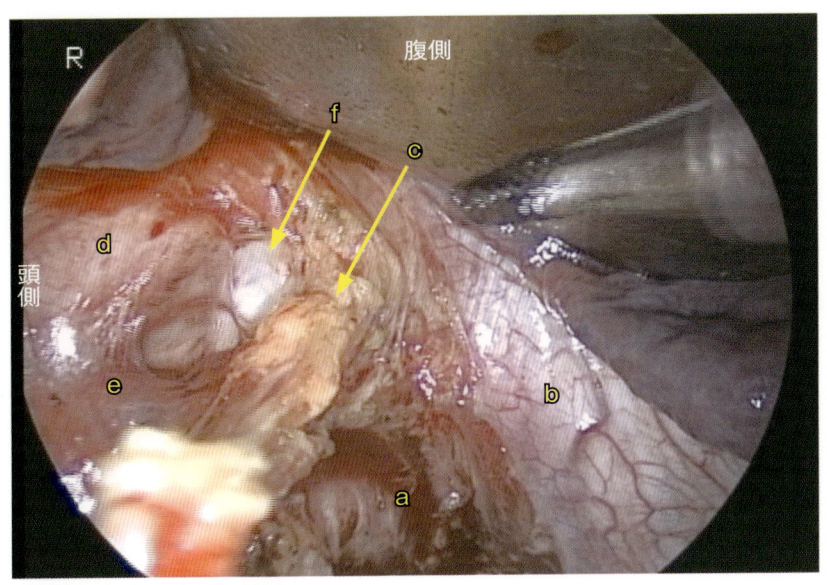

図62．下大静脈左側の剥離
a；大動脈，b；横隔膜，c；郭清すべき下大静脈左側の組織（No. 111リンパ節を含む），d；心囊，e；食道，f；心囊に包まれた下大静脈（縦隔マップC・D-6）

5）左反回神経周囲の郭清
（1）気管・左主気管支軟骨部左側の剥離

　気管・気管支を右腹側に，食道を背側に牽引し，左主気管支から気管の左側軟骨部を露出するように剥離する。このとき，気管を左側に回転させるように圧排し，カメラの斜視を用いて気管左側をのぞき込むと視野が得られる（**図63**）。この操作をできるだけ頭側に進める。この剥離によって左反回神経の気管前枝が切離されることとなり，食道を強く背側に圧排すると左反回神経は，その食道枝による牽引により，左反回神経周囲リンパ節とともに食道に付けて背側に引き出されてくる。この剥離の左腹側の目標は交感神経心臓枝である（**図64**）。この神経は頸部より左反回神経の左腹側を尾側に向かって走る。さらに食道を気管からできるだけ頭側に剥離しておく。気管と食道の間は頭側になればなるほど線維性癒着が強くなるので，気管損傷に注意し，食道側に寄って剥離する。胸腔内より食道をできるだけ頭側に剥離しておくと，後の頸部操作や吻合に有利である。

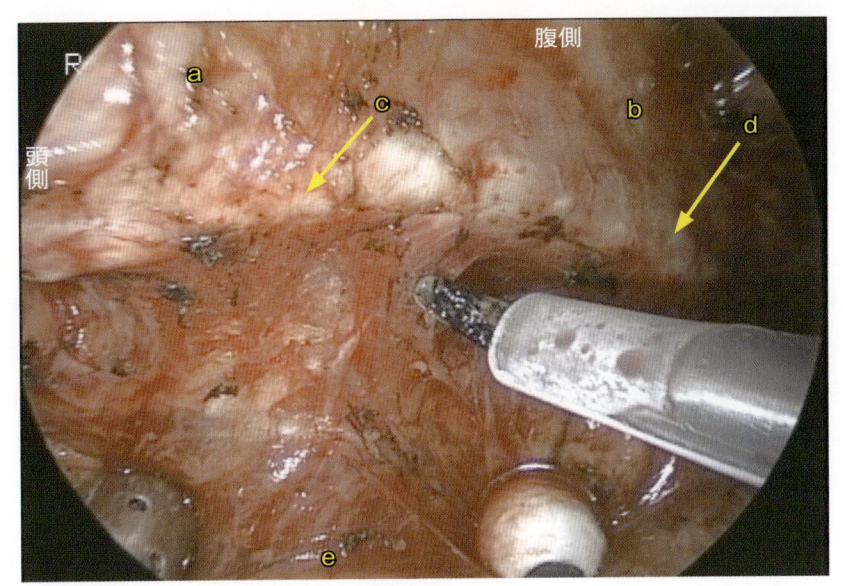

図63. 気管・左主気管支軟骨部左側の剥離
a；気管膜様部，b；左主気管支膜様部，c；気管軟骨部左側縁，d；左主気管支軟骨部左側縁，e；食道（縦隔マップA-2・3）

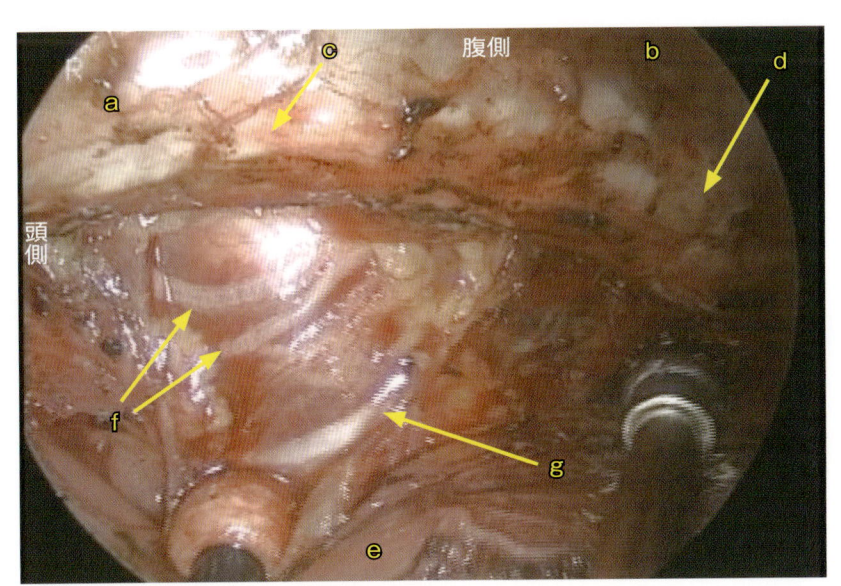

図64. 交感神経心臓枝と左反回神経の確認
a；気管膜様部，b；左主気管支膜様部，c；気管軟骨部左側縁，d；左主気管支軟骨部左側縁，e；食道，f；交感神経心臓枝（この症例では2本認められる），g；左反回神経（縦隔マップA-2・3）

(2) 左反回神経の同定

気管左側から剝離してきた組織の中から左反回神経を同定する（**図64**）。前述の剝離の過程で剝離した組織内に左反回神経が見い出せる場合も多いが，剝離組織が多い場合はその中から左反回神経を探し出す必要がある。左主気管支のやや頭側（左反回神経が大動脈弓を反転したやや頭側にあたる）で剝離した組織を神経走行と平行に鈍的に剝離し神経を見い出す。通常この方法で同定が可能であるが，どうしても確認できない場合は，頭側の頸胸境界部で食道と気管の間を左側に向かった部を鈍的に剝離すると，食道に接するように縦走する神経が同定できる。また，左反回神経は頸部に入ると，食道，気管に多くの枝を出し，あたかも箒状となる（**図65**）。この部が胸部からの郭清の限界で，右側より少し低い位置となるが，ほぼ甲状腺下極に一致する（**図66**）（後の頸部からの操作で郭清範囲の確認が可能である）。

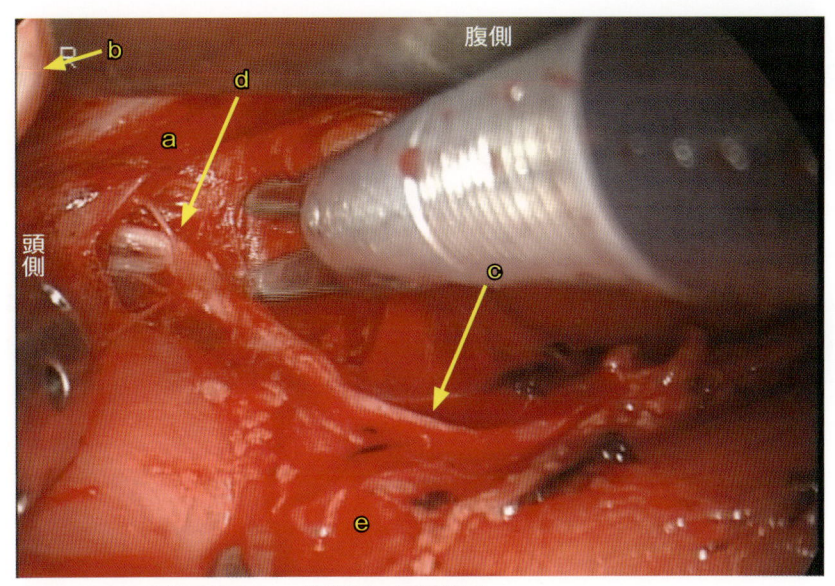

図65. 左反回神経周囲リンパ節郭清の頭側限界
a；気管，b；右鎖骨下動脈，c；左反回神経（この時点では反回神経食道枝が切離されていないため神経は食道とともに牽引される），d；左反回神経が多くの分枝を出しあたかも箒状を呈する（この部が胸部よりの頭側郭清限界となる），e；食道（縦隔マップA-1）

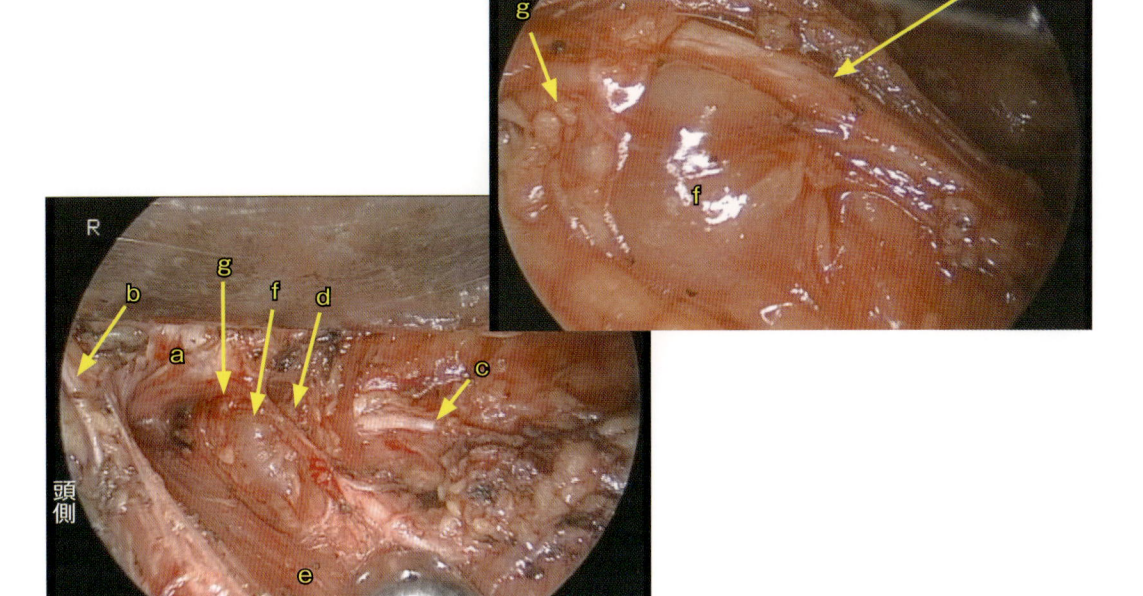

図66. 左反回神経周囲リンパ節郭清と解剖
a；気管，b；右反回神経，c；交感神経心臓枝，d；左反回神経，e；食道，f；甲状腺左下極の囊胞性病変，g；左下甲状腺動脈（縦隔マップA・B-1・2）

(3) 左反回神経の遊離と左鎖骨下動脈の露出

次に，食道を十分に背側に牽引し，気管左側軟骨部より剥離された組織の中から，左反回神経のみを遊離する．これにはまず，右反回神経と同様に白く光沢があり，縦走する小静脈を透見できる神経上膜を露出するように剥離する（**図67**）．そして神経のみを遊離するには同神経の食道枝と前述の剥離で残存した前気管枝を切離する．

食道を強く背側に牽引すると食道側に神経が牽引される部に食道枝があり，また，気管側に牽引がかかる部に前気管枝がある．同定されたこれらの枝は熱源を用いることなく鋭的に切離する．また，右側と同様に郭清範囲内で左反回神経に流入出する血管はない．したがって，神経近傍で出血をみても慌てて熱源を用いることなく，出血点から神経を十分に剥離してから止血を行うと神経損傷を避けることができる．

また，左側では頭側になると反回神経腹側に郭清すべきリンパ節が存在するので，神経のみを追いかけ露出するのでは十分な郭清ができない．このため，気管左側軟骨部からの剥離を十分頭側まで行っておく必要があり，頭側では左反回神経腹側の組織を郭清する．左反回神経を遊離していくと，気管前枝，食道枝による支えがなくなるため，同神経はあたかも延長されたようになる（**図68**）（決して牽引による神経の延長ではない）．そして，食道を背側に牽引し，遊離された左反回神経を腹側に置くようにすると，反回神経はその腹側を走っていた交感神経上心臓枝のさらに腹側に置くことができる．

その後，上部食道左腹側に付着する組織（左反回神経を遊離した後の周囲リンパ節を含む組織）を食道に付けるように，その腹側で背側に凝固切離する．このときの目標は左鎖骨下動脈右背側を露出する層である（**図69**）．左鎖骨下動脈も右側同様，食道に流入出する血管はないので，その血管床を露出するように剥離すると出血をみない．左鎖骨下動脈右後側半周を露出すると，食道の左からすでに剥離していたスペースに入り，食道全周を剥離したこととなる．この操作は大動脈弓から左鎖骨下動脈が分枝する部から頭側に向かって行う．

Ⅱ．手技の実際　67

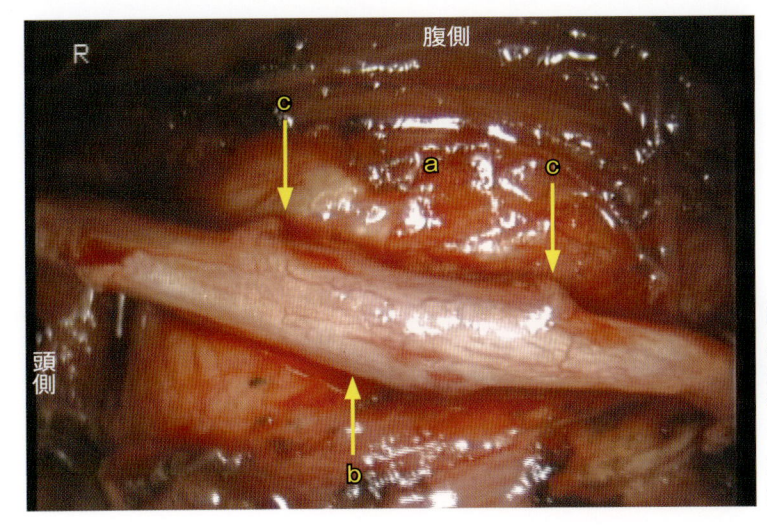

図67．左反回神経の神経上膜
a；大動脈弓右側壁，b；反回神経（光沢があり，縦走する小血管が透見できる神経上膜を露出する層で剥離されている），c；左反回神経食道枝の切離端（縦隔マップB-3）

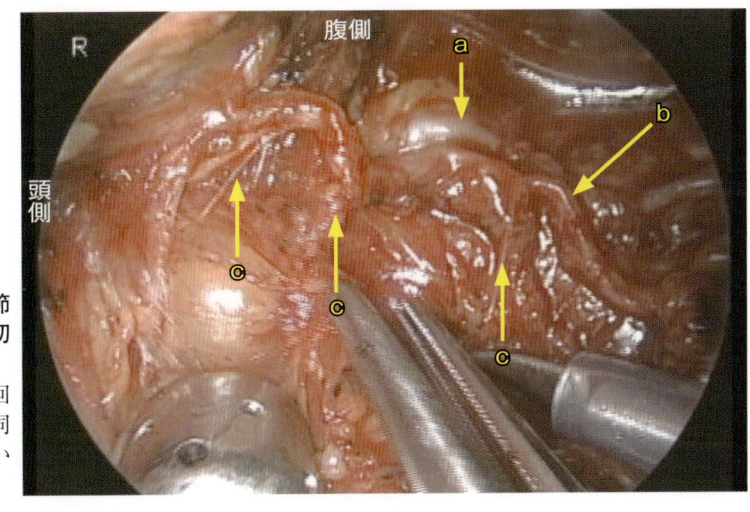

図68．左反回神経周囲リンパ節郭清（左反回神経枝の切離）
a；交感神経心臓枝，b；左反回神経，c；左反回神経食道枝（同気管前枝はすでに切離されている）（縦隔マップB-1・2）

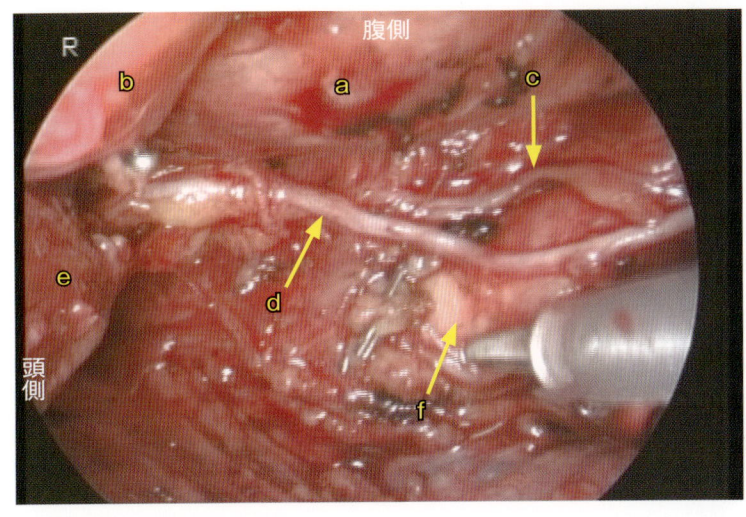

図69．左反回神経周囲リンパ節郭清（左反回神経食道枝の切離と左鎖骨下動脈の露出）
a；気管，b；右鎖骨下動脈，c；交感神経心臓枝，d；左反回神経（食道枝も切離されている），e；食道，f；左鎖骨下動脈（縦隔マップB-1・2）

(4) 胸管の切離

　食道を背側に牽引すると，左鎖骨下動脈から剥離してきた組織が頭側で脂肪を含んで，やや厚くなり，左鎖骨下動脈腹側に向かう。この中に胸管がある。左鎖骨下動脈との交差部でクリッピングの後，切離する。胸管は亜型が多いとされるが，左胸管の例でも頭側は左鎖骨下動脈の腹側を交差し，左頭側に向かうのが常である（**図70**）。これまで1例だけ左鎖骨下動脈背側を走る例をみたのみである。次に食道をテーピングし，右背側に牽引して食道左側に広い視野を得る。そして，食道左側をできるだけ頭側まで，反回神経を確認しながら郭清する。これによって右側とほぼ同レベルまで胸腔内から郭清が可能となる。**図71**に郭清後を示す。

Ⅱ．手技の実際　69

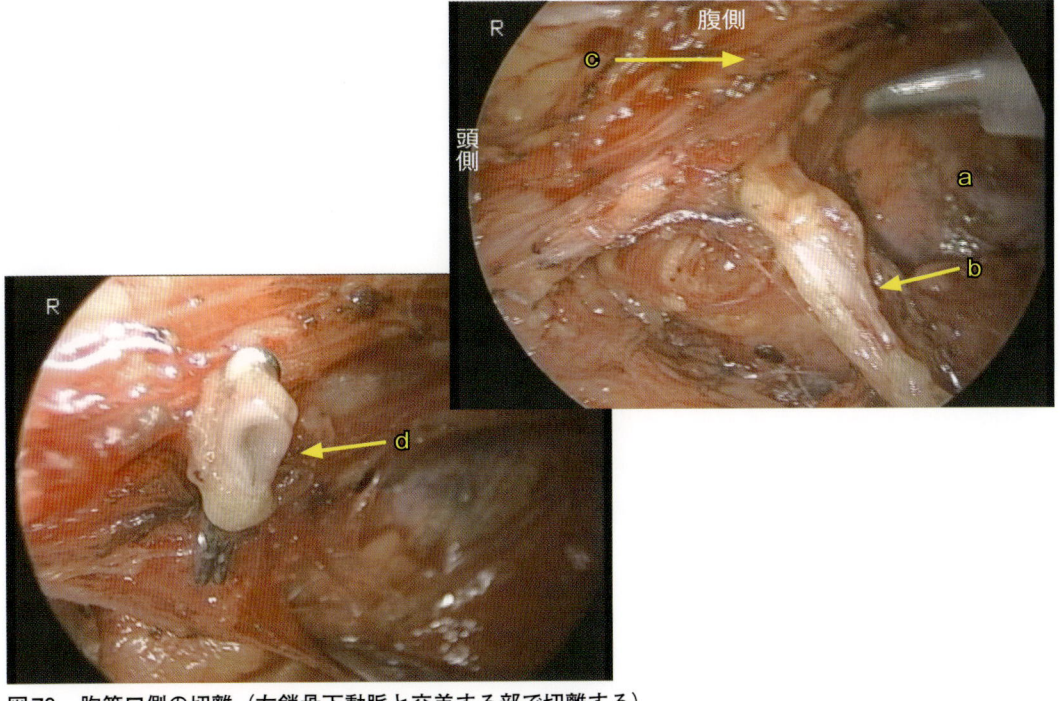

図70．胸管口側の切離（左鎖骨下動脈と交差する部で切離する）
a；左縦隔胸膜（左肺が透見できる），b；胸管，c；左鎖骨下動脈，d；胸管口側断端（肛門側同様，壁内の平滑筋のため特徴的な断面を呈する）（縦隔マップA-1・2）

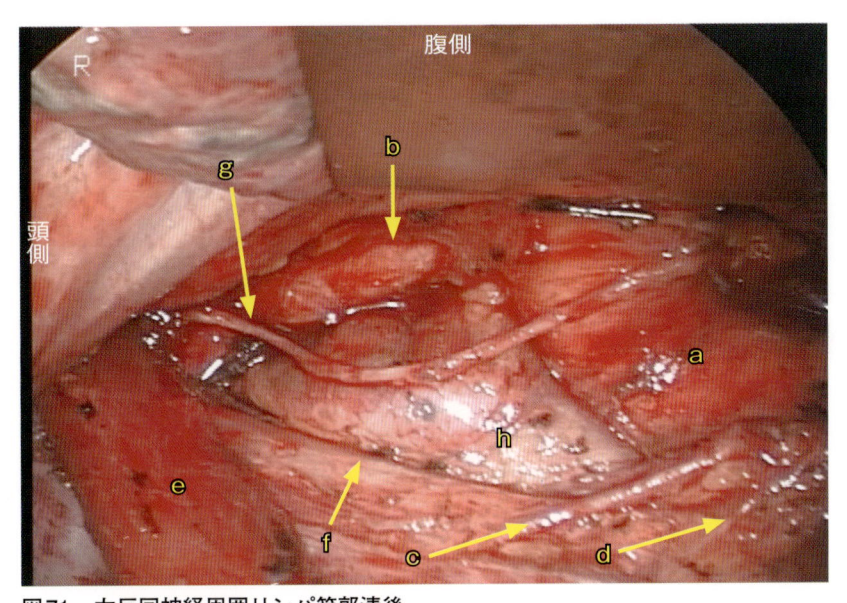

図71．左反回神経周囲リンパ節郭清後
a；大動脈弓，b；左鎖骨下動脈，c；最上肋間動脈，d；胸部交感神経幹からの枝，e；食道，f；椎体前縁（前縦靱帯が露出されている），g；左反回神経，h；左縦隔胸膜（左肺が透見できる）（縦隔マップA・B・C-1・2・3）

(5) 左反回神経周囲の郭清における注意点

　左反回神経周囲の郭清における留意点は神経損傷防止につきる。左反回神経は右側に比べて，剝離範囲が広く，長く遊離される。このため，術後反回神経麻痺は左側に発生することがほとんどである。神経を温存しても，強く牽引したり，近くで熱源を用いることにより麻痺をきたすことがある。われわれは神経の直接の牽引を避ける目的で上記のような手技を行っている。また反回神経食道枝を切離する場合は反回神経本幹より少し離して切離している。どうしても必要な場合はこの断端を把持することにより反回神経本幹の直接牽引を回避している。気管左側軟骨部を露出する際は術野が狭く，食道に付着する郭清後の右反回神経周囲リンパ節などが視野に入り操作が困難となる場合がある。このときはリンパ節を含む組織を，食道右壁を露出するように剝離し，切除しておくと操作が容易になる。左反回神経も右側同様に，その走行に亜型をみることが多い。時に交感神経心臓枝とネットワークをなす例などがあり（**図72**），注意が必要である。

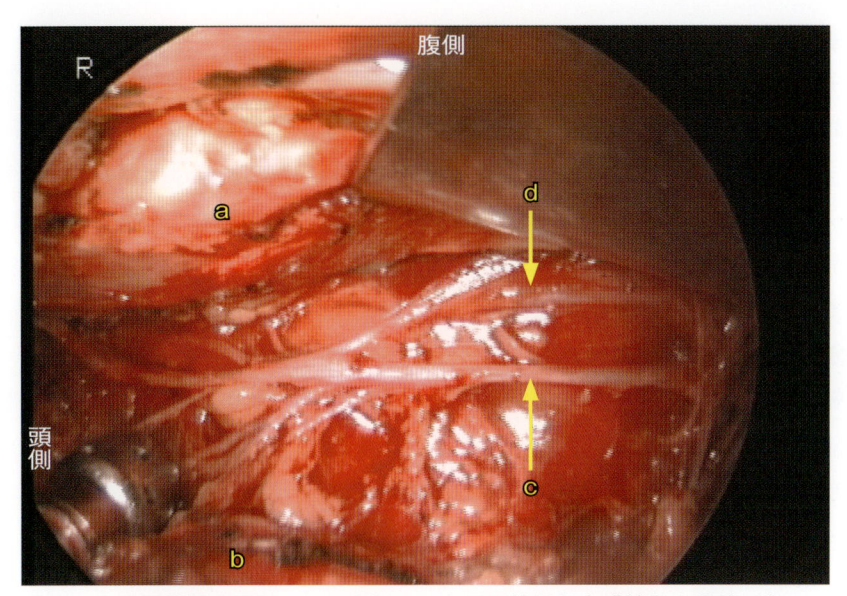

図72. 左反回神経の亜型。この症例では左反回神経と交感神経心臓枝がネットワークを形成
a；気管，b；食道，c；左反回神経，d；交感神経心臓枝（縦隔マップB-2・3）

6）食道切離
（1）食道切離
　食道左側を十分に広く剥離してから，大動脈弓より少し頭側のレベルで鏡視下手術用リニアステープラーを用いて食道を切離する。われわれは切離線の頭側をエンドリトラクターマキシで，尾側を前述のテープで右側に把持牽引し，切離している。触診ができないので，麻酔医に鼻腔チューブが挿入されていないことを確認しておく。食道口側断端は頸部に向けてガーゼを圧入し圧迫止血しておく。

（2）食道切離における注意点
　食道長軸に直角に切離しておくと食道吻合に有利である。したがって，リニアステープラーは縦隔に垂直にファイヤーされる。切離される食道以外の組織が誤って噛み込まれないようにリニアステープラーまでよく確認してからファイヤーする。アンビルにキシロカインゼリー®などを塗っておくと余剰のステープラーが縦隔に散乱しない。

7）食道反転による食道左側の郭清
（1）左迷走神経の切離
　この時点で食道は左側の一部を残して剥離されているので，食道尾側断端を鉗子で把持し，右尾側に牽引すると剥離すべき食道左側を正面視することができる。まず，大動脈弓右壁の血管床を露出する層で剥離を進め，弓下に至る。ここからは食道に太い左迷走神経が食道に入る。食道尾側断端を背側に牽引すると，左肺門のレベルで腹側に向かう左迷走神経肺枝を確認できるので，この末梢で左迷走神経を切離する（図73）。左迷走神経の切離で食道の授動性は上がる。

（2）食道左側リンパ節の郭清と縦隔胸膜の露出
　左主気管支，心囊を腹側に圧排し，食道尾側断端を右尾側に牽引しながら左胸膜を露出するように食道左側を剥離する。左肺門付近では左気管支動脈左下枝が下行大動脈から腹尾側に，左主気管支に接して走るので，損傷しないように注意する。左主気管支尾側では左肺静脈による心囊のふくらみを確認し，心囊と左縦隔胸膜が癒合する線を露出するように，組織を食道に付けて尾側に向けて剥離する。左肺静脈尾側には必ずリンパ節が存在する（No. 108に相当）ので，これを食道に付けて剥離することにより正しい剥離面を得ることができる。左縦隔胸膜からも食道に流入出する血管はないので，左肺が透見できる層で剥離することにより出血をみることはない（図74）。

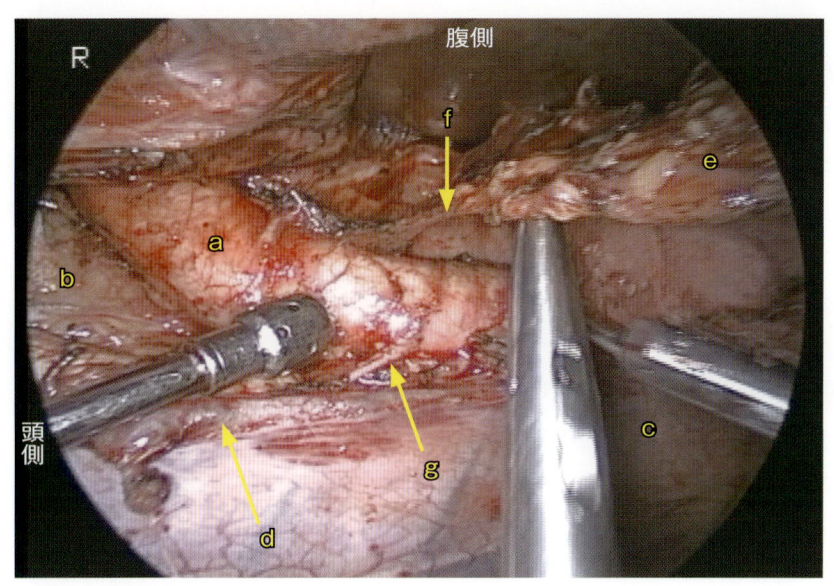

図73. 左迷走神経の切離
a；大動脈弓，b；左縦隔胸膜，c；椎体，d；奇静脈，e；食道，f；左迷走神経（肺枝を出した末梢で食道枝を切離），g；最上肋間動脈（縦隔マップB・C-3・4・5）

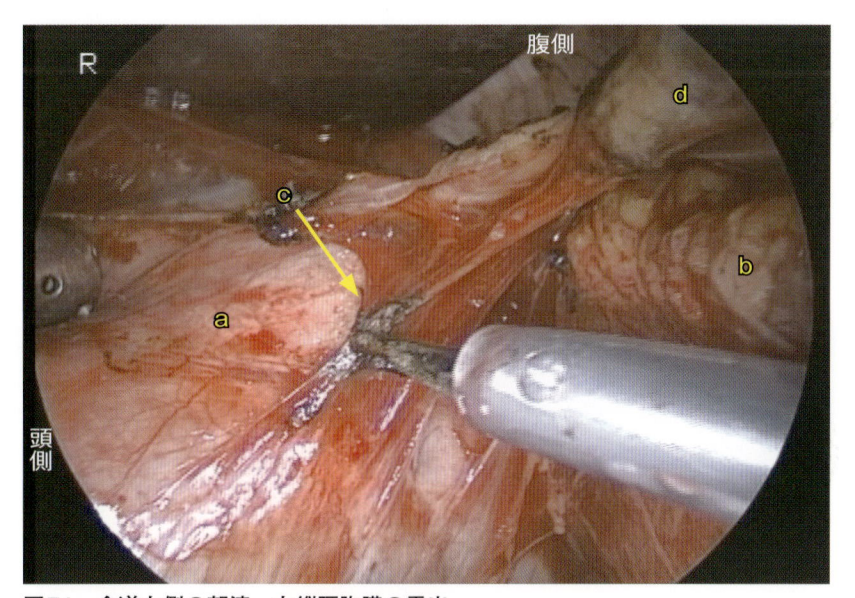

図74. 食道左側の郭清。左縦隔胸膜の露出
a；左縦隔胸膜（肺が透見できる），b；横隔膜，c；縦隔胸膜のみを残す剥離面，d；食道（縦隔マップC-6）

(3) 食道左側の郭清における注意点

　われわれは大動脈弓内側の郭清は食道剝離が完了してから行っている（通常開胸手術でも同様）。弓内側には左気管支動脈上枝が走行し，狭く，解剖が複雑であるため，食道とは分けて郭清するのが安全である。したがって，食道剝離の際は左迷走神経肺枝を目標としている。食道尾側端の反転牽引によって左縦隔胸膜が吊り上がり，時に左開胸となることがあるが，中下縦隔は主病巣が存在することが多く，しっかりと局所制御を行うためには左開胸は容認される。

8) 気管分岐部・肺門リンパ節の郭清（図75に郭清手順を示す）
(1) 右主気管支内側と心囊の露出

　まず，右肺を強く腹側に圧排し，気管分岐部をできるだけ正面視する。鑷子やチェリーダイセクター®などの先端が鈍な鉗子で右主気管支の内側境界を触診も用いて確認する（鏡視下手術では直接の触診はできないが，鉗子を介しての間接的な触診は可能である）。右肺門リンパ節上に残った縦隔胸膜を鑷子で把持して背尾側に牽引し，右主気管支の内側縁上の胸膜を切開する（図76）。右主気管支内側の軟骨部を露出するように気管分岐部との間を剝離する。次に，右尾側から左頭側に向かって気管分岐部リンパ節の腹側を心囊を露出するように剝離する（図77）。

気管膜様部

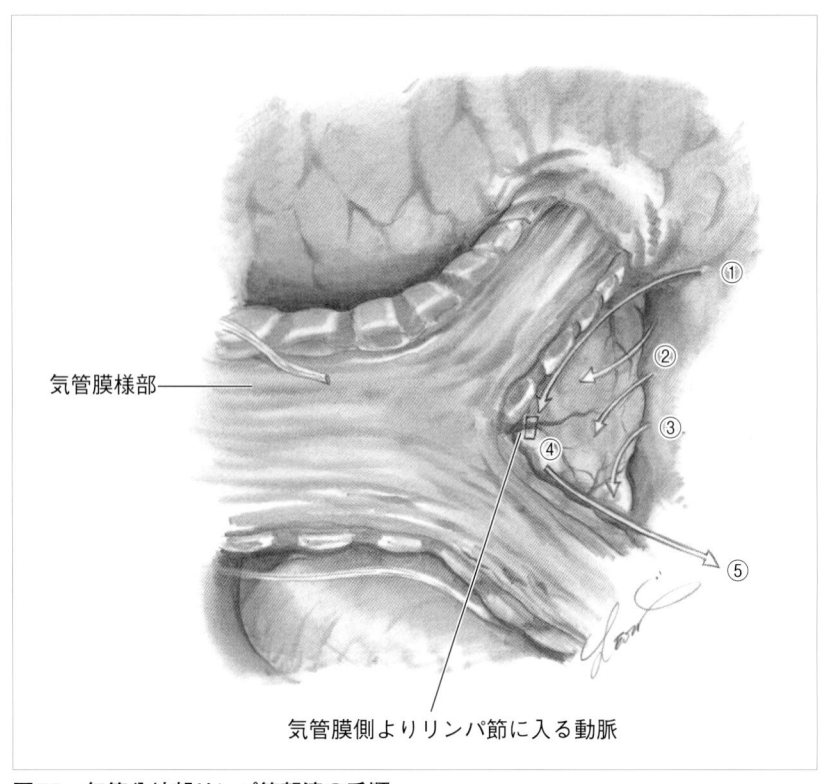

気管膜側よりリンパ節に入る動脈

図75. 気管分岐部リンパ節郭清の手順

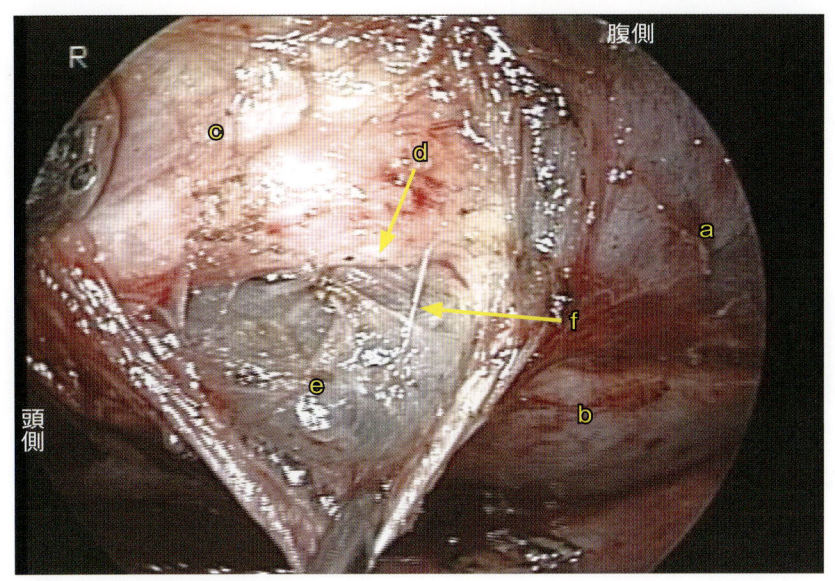

図76. 右主気管支内側の露出
a；肺，b；心嚢，c；右主気管支膜様部，d；右主気管支内側縁，e；気管分岐部リンパ節，f；気管分岐部リンパ節と右主気管支間の神経枝（縦隔マップA-5）

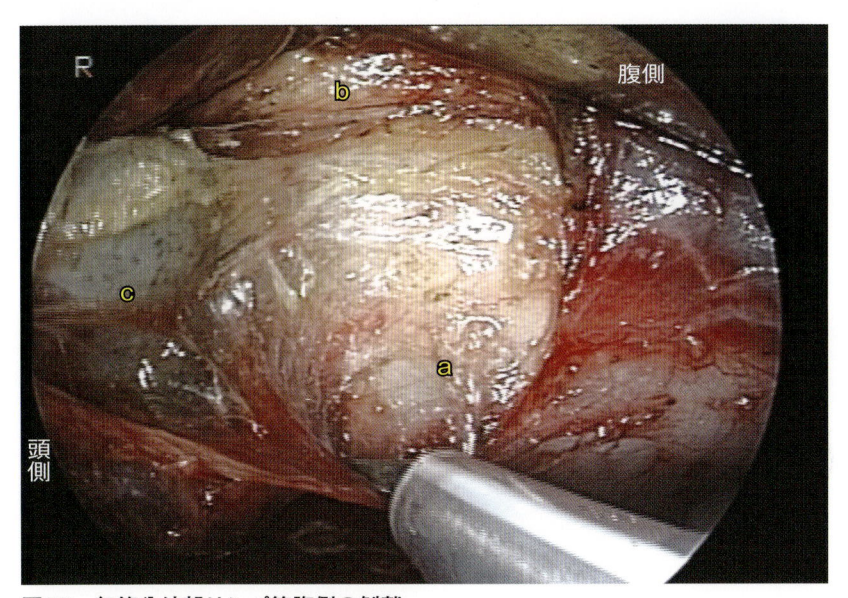

図77. 気管分岐部リンパ節腹側の剥離
a；心嚢，b；右主気管支，c；気管分岐部リンパ節（縦隔マップA-5）

(2) 気管分岐部直下の処理

次に右主気管支の内側に気管圧排鉤をかけ，分岐部を開大し，正面視する。これまでに剥離された気管分岐部リンパ節を右・尾・背側に軽く牽引しながら，分岐部直下を凝固，切離する（図78）。この部には気管膜様部から迷走神経の枝がリンパ節被膜にまで達している場合があるので，この神経を被膜上で切離するとリンパ節群の可動性が上がる（図79）。また，分岐部の腹側から通常動脈がリンパ節に入るので，注意してゆっくり凝固する。動脈がしっかりと同定できた場合はクリッピングする。

(3) 左主気管支内側の露出

分岐部直下の処理が終わったら，リンパ節群を尾側に牽引し，左主気管支内側を露出するようにリンパ節を一塊に切除する（図80）。左肺門部では左気管支動脈下枝が膜様部の上を走る場合があり，さらにその左側にもリンパ節がある場合は，動脈右側と左側に分けて切除し，動脈の温存を図る。図81に郭清後を示す。

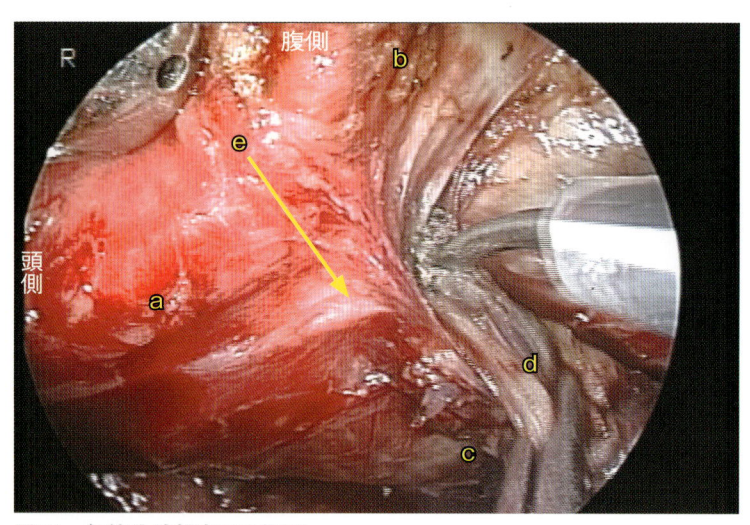

図78．気管分岐部直下の処理
a；気管，b；右主気管支，c；左主気管支，d；気管分岐部リンパ節，e；気管膜様部上を走る右迷走神経の枝（この例ではこの神経がリンパ節群を固定している）（縦隔マップA・B-4・5）

II．手技の実際　77

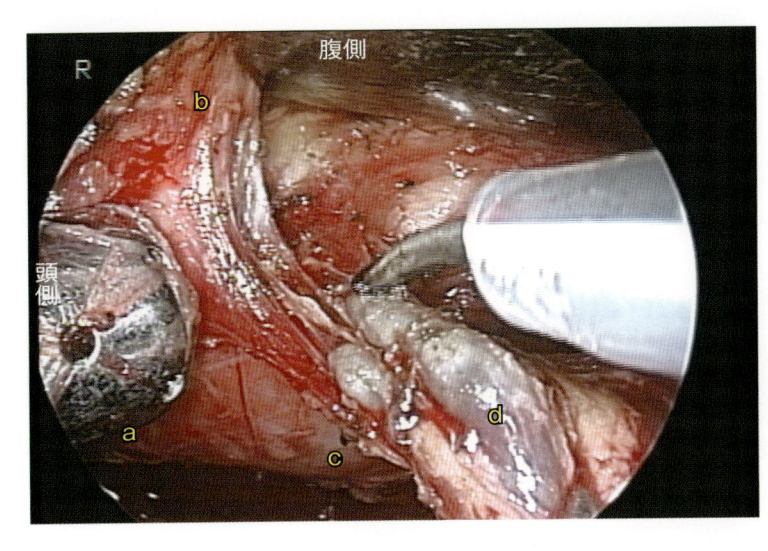

図79．気管分岐部直下の剝離後
（分岐部直下の脈管，神経を切離するとリンパ節群の可動性が上がる）
a；気管，b；右主気管支，c；左主気管支，d；分岐部直下の切離により可動性が上がった気管分岐部リンパ節（縦隔マップB-5）

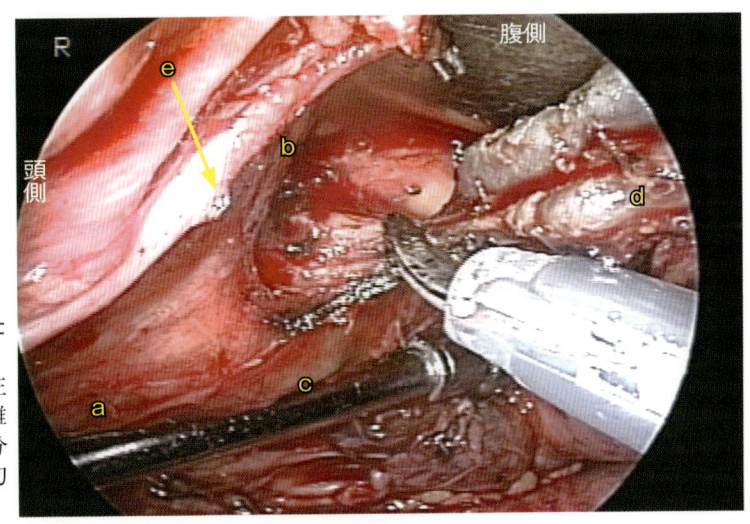

図80．左主気管支内側に沿った剝離
a；気管，b；右主気管支，c；左主気管支，d；分岐部直下の切離により可動性が上がった気管分岐部リンパ節，e；右迷走神経切離端（縦隔マップB-5・6）

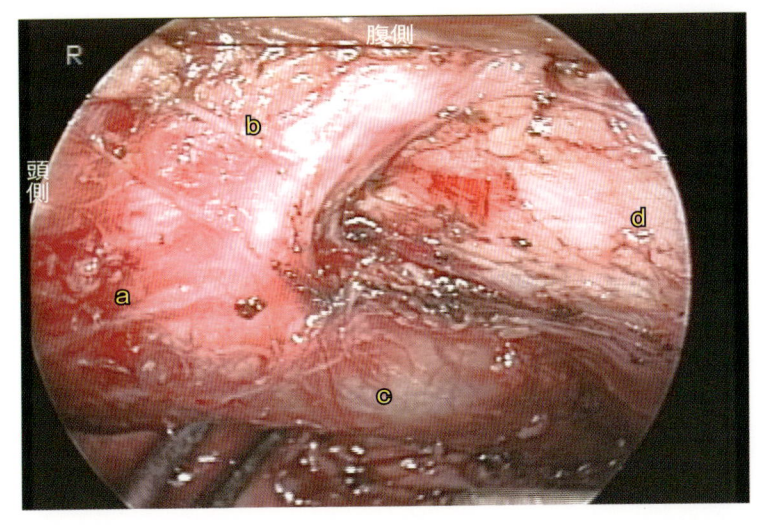

図81．気管分岐部リンパ節郭清後
a；気管，b；右主気管支，c；左主気管支，d；心囊（縦隔マップA・B-4・5）

（4）気管分岐部・肺門リンパ節の郭清における注意点

　主気管支膜様部損傷に留意が必要である．これには確実に右主気管支内側を同定する必要がある．時に右の上中間幹分岐部が中枢側にある場合，中幹気管支の膜様部をリンパ節と誤って損傷する可能性がある．また，肺静脈の亜型として中下葉の静脈が独立して気管分岐部リンパ節を貫くように走る例がある．分岐部リンパ節は炭粉沈着し被膜が薄く脆弱で，かつ血流が豊富である．リンパ節の直接の把持によって損傷し，出血をきたしやすいので注意する．

9）大動脈弓下の郭清
（1）左主気管支軟骨部からの剝離

　大動脈弓下の郭清が最後の操作となるが，もっとも深く，術野の展開が重要である．まず，気管分岐部を腹側に強く圧排し，カメラ斜視にて左主気管支外側の軟骨部をみる．左主気管支と大動脈弓に挟まれたスペースにはリンパ節，左気管支動脈上枝，左迷走神経，交感神経枝があり，その底部は肺動脈幹背側で形成される．左主気管支外側の軟骨部は，流入する血管はあっても流出する血管がなく，ほとんど出血することなく軟骨部を露出する層で剝離することができる（図82）．

（2）肺動脈幹背側の露出

　次に左主気管支外側で深部に向かってゆっくり鈍的に剝離すると，白色調を呈する肺動脈幹背側壁が現れる．この動脈壁を露出するように頭側に向かって剝離する．肺動脈幹はもっとも深部となるが，この動脈からリンパ節に向かって血管は原則的に出ない．

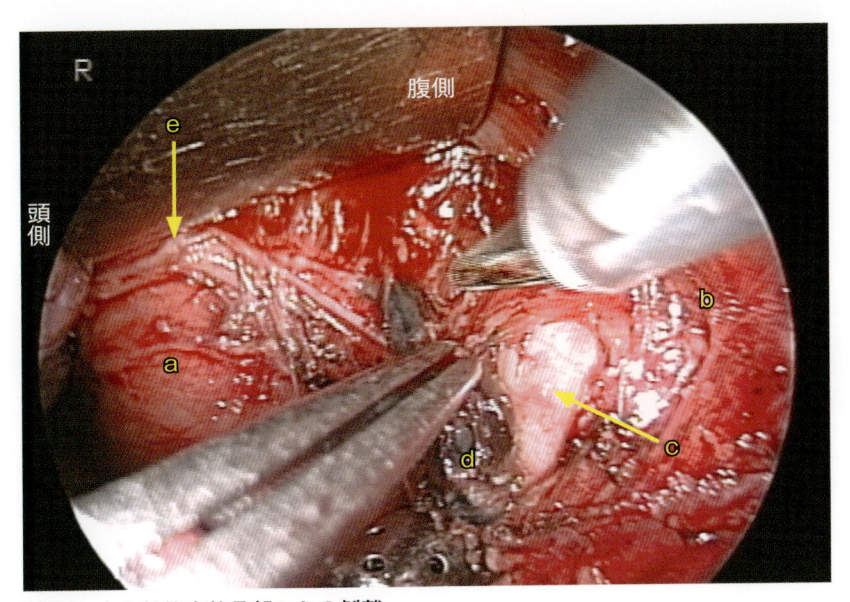

図82. 左主気管支軟骨部からの剥離
a；大動脈弓，b；左主気管支，c；肺動脈幹背側，d；大動脈弓下リンパ節，e；左反回神経（縦隔マップB・C-4）

(3) 大動脈弓下からの剝離と左反回神経の露出

　以上の操作で大動脈弓下リンパ節を含む組織は弓内側と左迷走神経の枝（時に左反回神経の枝）と弓内側から出る左気管支動脈上枝によって固定されていることとなる。まず弓下組織を背側に牽引し，神経を鋭的に切離する（図83）。続いて，弓下組織を尾側に牽引し，弓下から出る動脈を処理する。気管支動脈を切離する場合は根部でクリッピングし，切離する。温存する場合は気管支動脈から出る枝にクリッピングし，リンパ節を含む弓下組織を郭清する。弓下に気管支動脈が出ない例では，この部の郭清は深部ではあるが出血点がなく，比較的容易である。気管支動脈が多くの枝を網状に出し，かつ温存が必要な場合は郭清は不完全とならざるを得ない。しかし，この場合でも，左気管支動脈より右側の郭清は可能である。図84に郭清後を示す。

(4) 大動脈弓下の郭清における注意点

　手技の最後となり，深部のため圧排にも力が必要である。術野を洗浄によりクリーンとし，気持ちを入れ替えて，焦らず最終操作に入る。エネルギー源の使用に際しては，深部であるため，周囲に散乱しないように（電気メスであれば，手前の気管支膜様部や大動脈に漏電による損傷を起こさないように）注意する。今一度器具を確認してから始める。もっとも注意すべきは気管支動脈の引き抜き損傷である。最悪の場合，大動脈弓内側の壁損傷となり，致命的合併症に至る。弓下の剝離も原則的に大動脈壁と直交する方向にゆっくりと剝離する。また，弓下組織は絶対に強く牽引しない。鏡視下手術では左手に力が入り，組織を愛護的に把持牽引するには相当の熟練を要する。まずは強く握り過ぎないことである。強く握ると，組織は挫滅され，かつ愛護的に牽引できなくなる。

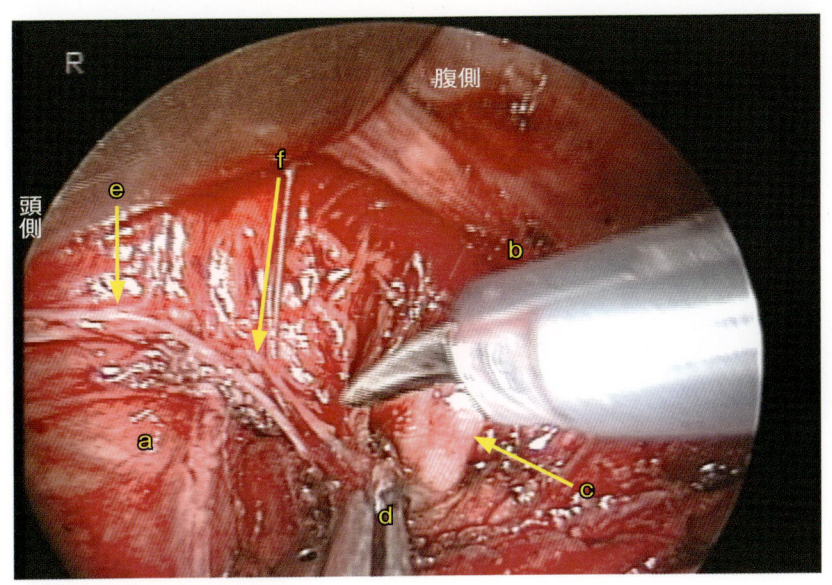

図83. 左反回神経枝の切離
a；大動脈弓，b；左主気管支，c；肺動脈幹背側，d；大動脈弓下リンパ節，e；左反回神経，f；左反回神経から大動脈弓下リンパ節に至る神経枝（縦隔マップB・C-4）

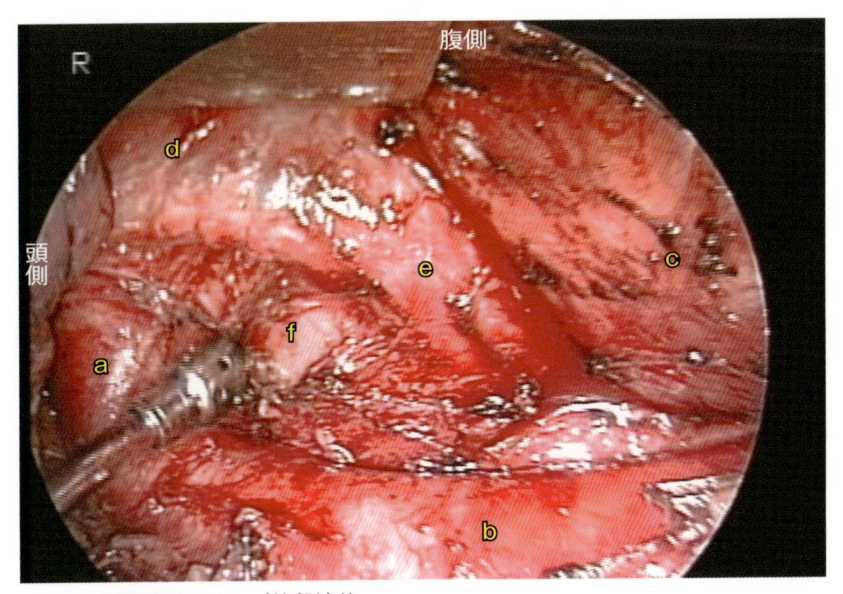

図84. 大動脈弓下リンパ節郭清後
a；大動脈弓，b；下行大動脈，c；心嚢，d；気管，e；左主気管支，f；肺動脈幹背側（縦隔マップB・C-3・4・5）

III.

偶発症と術後合併症の対策

Ⅲ．偶発症と術後合併症の対策

1．偶発症対策

　食道癌根治術は通常開胸手術でも縦隔の深い，狭いスペースで気管膜様部，大動脈，反回神経に接近して操作を行わなければならず，気管損傷や大動脈出血など偶発症が考えられる術式である。これを鏡視下で行うには，深さは克服されるが，十分な術野展開と視野の確保がなければ，大動脈，気道損傷といった致死的合併症のリスクがあることを念頭において手術を行うべきである。厚生労働省がん研究助成による『がんにおける体腔鏡手術の適応拡大に関する研究』におけるアンケート調査では，術中偶発症の頻度は294例中41例（13.9％）で，神経損傷が81％ともっとも多く，重篤な合併症である気道損傷が10％にみられた。このような偶発症をみるようであれば鏡視下に行う意義がなくなる。

　われわれは幸いなことにこれまで，重篤な術中偶発症の経験はない。学会などで偶発症のビデオ報告があるときは，必ず拝見するようにしている。このような報告ができるのも，鏡視下手術ではすべての画像が残されているからである。偶発症そのものは決して褒められるものではないが，報告される姿勢には敬意を表する。これらの報告をみて，偶発症を起こしてしまった場合のシミュレーションは常に行うようにしている。まず，出血などに対しては圧迫による一時止血などの応急処置を行う（われわれの場合は小開胸より迅速なガーゼ挿入や圧排などが可能である）。おそらく術者，とくに執刀者はかなり動揺しているので，現場で協力可能な，できるだけ多くの，経験のある外科医に依頼して偶発症発生時の状況をビデオで再確認し，起こっている状況を正しく評価する。そして，麻酔科医と患者の状態，麻酔維持の安全性，輸血量の確認などを行いつつ，必要があれば心臓血管外科医などの協力要請を行う。これらの準備が整い次第，コンバージョンに向けての操作に移る。一度，偶発症を起こしてしまえば鏡視下手技にこだわる必要はない。

　胸腔鏡下手術では鉗子挿入時の肺損傷に留意が必要である。肺虚脱が不十分な場合に起こりやすい。とくに執刀医右手の鉗子挿入時（左手の鉗子を交換することはまれである）はカメラを引いて，広い視野を得るとともに，執刀医は鉗子を胸壁に沿わせて挿入し，先端を縦隔に落とすようにすると肺突き刺しによる損傷を回避できる。カメラ手の視野展開による協力が不可欠である。

2. 術後合併症対策

　術後管理や合併症に対する対策は通常開胸手術とまったく同じである。胸腔鏡下で行って胸郭損傷を軽減できても，正しく縦隔郭清を行えば，手術侵襲の大部分を占める縦隔損傷の程度は同じである。胸腔鏡下手術後の利点としては，必要があれば広背筋弁による縦隔補填が可能である。胸腔鏡下手術後は胸膜癒着が少ないため，乳び胸などの合併症には再度胸腔鏡によるアプローチが可能で，患者の負担を軽減できる可能性がある。

| JCOPY | 〈(社)出版者著作権管理機構 委託出版物〉 |

本書の無断複写は著作権法上での例外を除き禁じられています。
複写される場合は，そのつど事前に，下記の許諾を得てください。
(社)出版者著作権管理機構
TEL. 03-3513-6969　FAX. 03-3513-6979　e-mail：info@jcopy.or.jp

消化器内視鏡下手術シリーズ～標準的手技を学ぶ⑦
胸腔鏡下食道癌根治術

定価(本体価格4,000円＋税)

2011年7月1日　第1版第1刷発行

監　修	木村　泰三
著　者	大杉　治司
発行者	岩井　壽夫
発行所	株式会社　へるす出版

〒164-0001　東京都中野区中野2-2-3
電話　(03)3384-8035(販売)　(03)3384-8155(編集)
振替　00180-7-175971

印刷所　三報社印刷株式会社

〈検印省略〉

©2011 Printed in Japan
落丁本，乱丁本はお取り替えいたします。
ISBN978-4-89269-616-9